国家级职业培训规划教材

专项职业能力考核培训教材

病患陪护

四川省职业技能鉴定指导中心　组织编写

李卡　主　编

U0340122

中国劳动社会保障出版社

图书在版编目（CIP）数据

病患陪护／四川省职业技能鉴定指导中心组织编写；李卡主编. -- 北京：中国劳动社会保障出版社，2023

专项职业能力考核培训教材

ISBN 978-7-5167-6158-8

Ⅰ.①病… Ⅱ.①四…②李… Ⅲ.①护理学－职业培训－教材 Ⅳ.①R47

中国国家版本馆 CIP 数据核字（2023）第 233210 号

中国劳动社会保障出版社出版发行

（北京市惠新东街 1 号 邮政编码：100029）

*

北京市白帆印务有限公司印刷装订 新华书店经销

787 毫米 × 1092 毫米 16 开本 10.5 印张 193 千字

2023 年 12 月第 1 版 2024 年 8 月第 2 次印刷

定价：**28.00** 元

营销中心电话：400-606-6496

出版社网址：http://www.class.com.cn

本书编委会

主　任　尹　晓　麦　刚

副主任　李　沙　白　鹏　罗　智

委　员　魏忠孝　叶林坤　田羽涵　李家香　龙仕书

　　　　梁　清　张　岚　舒　洁　吴国丽　杨　红

　　　　殷娅琴　左俊生　郑凡非

本书编审人员

主　编　李　卡

副主编　黄　浩　杨慎峭　杨翠勇

编　者　白　丽　代　月　方琬瑞　何亚利　姜薇薇

　　　　李林林　李天驹　刘霜月　马雅琼　王娅丹

　　　　张　儒

主　审　孙　红

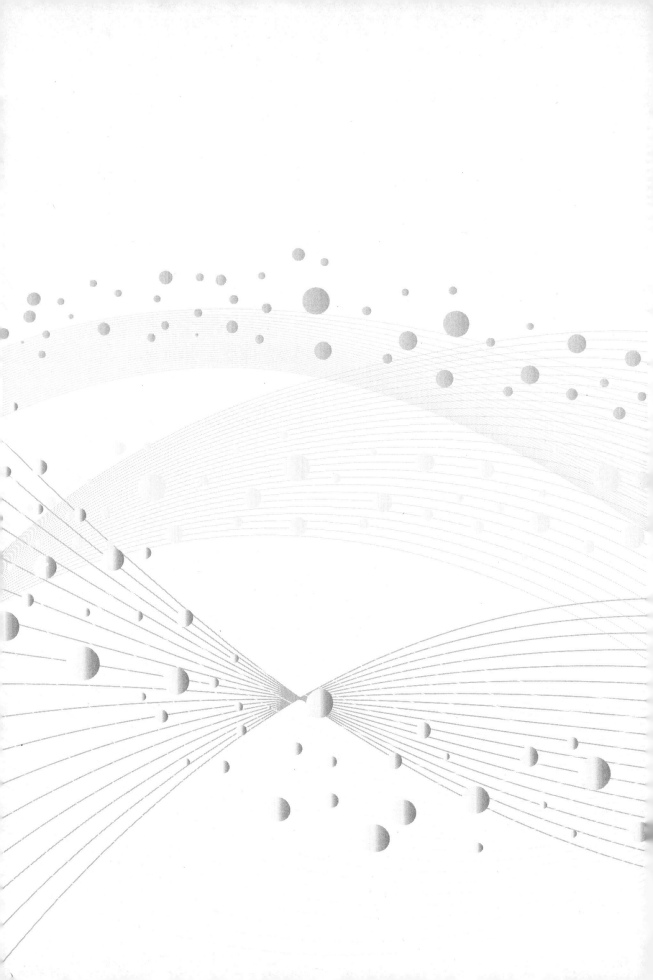

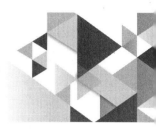

前　言

　　职业技能培训是全面提升劳动者就业创业能力、促进充分就业、提高就业质量的根本举措，是适应经济发展新常态、培育经济发展新动能、推进供给侧结构性改革的内在要求，对推动大众创业万众创新、推进制造强国建设、推动经济高质量发展具有重要意义。

　　为了加强职业技能培训，《国务院关于推行终身职业技能培训制度的意见》（国发〔2018〕11号）、《人力资源社会保障部　教育部　发展改革委　财政部关于印发"十四五"职业技能培训规划的通知》（人社部发〔2021〕102号）提出，要完善多元化评价方式，促进评价结果有机衔接，健全以职业资格评价、职业技能等级认定和专项职业能力考核等为主要内容的技能人才评价制度；要鼓励地方紧密结合乡村振兴、特色产业和非物质文化遗产传承项目等，组织开发专项职业能力考核项目。

　　专项职业能力是可就业的最小技能单元，劳动者经过培训掌握了专项职业能力后，意味着可以胜任相应岗位的工作。专项职业能力考核是对劳动者是否掌握专项职业能力所做出的客观评价，通过考核的人员可获得专项职业能力证书。

　　为配合专项职业能力考核工作，在人力资源社会保障部教材办公室指导下，四川省职业技能鉴定指导中心组织有关方面的专家编写了专项职业能力考核培训教材。教材严格按照专项职业能力考核规范编写，内容充分反映了专项职业能力考核规范中的核心知识点

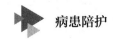

与技能点，较好地体现了科学性、适用性、先进性与前瞻性。相关行业和考核培训方面的专家参与了教材的编审工作，保证了教材内容与考核规范、题库的紧密衔接。

专项职业能力考核培训教材突出了适应职业技能培训的特色，不但有助于读者通过考核，而且有助于读者真正掌握相关知识与技能。

本教材由四川搏锦程职业培训学校承担具体编写工作。教材在编写过程中，得到了四川大学华西护理学院、四川大学华西天府医院、四川华锦海康科技有限公司、四川新高健康管理职业技能培训中心、成都中医药大学养生康复学院、上海中医药大学附属市中医医院、重庆市第九人民医院、南京大学医学院附属苏州医院、成都中医药大学附属医院针灸学校、成都市青白江区中医医院、成都肛肠专科医院等单位的大力支持与协助，也得到了陈佳、廖秋梅、吴纯莉的摄影支持，在此表示衷心感谢。

教材编写是一项探索性工作，由于时间紧迫，不足之处在所难免，欢迎各使用单位及读者提出宝贵意见和建议，以便教材修订时补充更正。

目 录

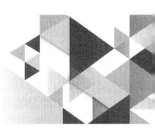

培训任务 3　清洁陪护

培训任务 7　卫生防护

培训任务 1

职业准备

职业

知识要求

一、病患陪护的定义

病患陪护是指对各个年龄段的病患进行基础护理、生活和心理陪护。病患陪护从业人员称为病患陪护员（本书简称陪护员）。

二、病患陪护的工作职责

1.学习并掌握一定的医学常识，如人体生理系统、常见疾病基础知识、中医学等。

2.学会制作陪护对象的饮食，协助陪护对象服药，发现异常及时向医生、护士、家属汇报。

3.协助陪护对象做好生活护理，如清洁居室、更换衣物、清洁身体、辅助排泄、保健按摩、适时翻身、压疮防治等。

4.了解陪护对象的心理和社会活动需求，及时识别陪护对象的不良情绪，并针对陪护对象的生理、心理特点做好劝导与宽慰。

三、病患陪护的就业方向

1. 在医院、养老院、社区医疗服务机构提供陪护服务。

2. 为特殊病患、老年人、残疾人、失能人员提供居家陪护服务。

3. 自主创业，开设居家陪护服务机构，为需要的人群提供相应的陪护服务。

四、病患陪护的法律常识

《中华人民共和国劳动法》（简称《劳动法》）是为了保护劳动者的合法权益，调整劳动关系，建立和维护适应社会主义市场经济的劳动制度，促进经济发展和社会进步，根据宪法制定的。劳动者应了解相关法律常识。

劳动合同是用人单位和劳动者之间确定劳动关系、明确双方权利和义务的协议。劳动合同应当以书面形式订立，并具备以下条款：（1）劳动合同期限；（2）工作内容；（3）劳动保护和劳动条件；（4）劳动报酬；（5）劳动纪律；（6）劳动合同终止的条件；（7）违反劳动合同的责任。

劳动合同除以上规定的必备条款外，当事人可以协商其他约定内容。

劳动者有以下情形之一的，用人单位可以解除劳动合同：（1）在试用期间被证明不符合录用条件的；（2）严重违反劳动纪律或用人单位规章制度的；（3）严重失职，营私舞弊，对用人单位利益造成重大损害的；（4）被依法追究刑事责任的。

有以下情形之一的，用人单位可以解除劳动合同，但是应当提前三十日以书面形式通知劳动者本人：（1）劳动者患病或非因工负伤，医疗期满后，不能从事原工作也不能从事由用人单位另外安排的工作的；（2）劳动者不能胜任工作，经过培训或者调整工作岗位，仍不能胜任工作的；（3）劳动合同订立时所依据的客观情况发生重大变化，致使原劳动合同无法履行，经当事人协商不能就变更劳动合同达成协议的。

劳动者有以下情形之一的，用人单位不得依据《劳动法》第二十六条、第二十七条的规定解除劳动合同：（1）患职业病或者因工负伤并被确认丧失或者部分丧失劳动能力的；（2）患病或者负伤，在规定的医疗期内的；（3）女职工在孕期、产期、哺乳期内的；（4）法律、行政法规规定的其他情形。

有以下情形之一的，劳动者可以随时通知用人单位解除劳动合同：（1）在试用期内的；（2）用人单位以暴力、威胁或者非法限制人身自由的手段强迫劳动的；（3）用人单位未按照劳动合同约定支付劳动报酬或提供劳动条件的。

职业道德与行为礼仪

🎙 知识要求

一、职业道德

1. 健康的心理素质

（1）有关怀心、真心、爱心、耐心和责任心。病患因为疾病缠身，容易产生多疑、悲观、焦虑、孤独等心理问题，陪护员需要用关怀心、真心和爱心去理解、温暖、帮助他们。陪护员在工作中必须有耐心和责任心，尽职尽责地做好本职工作。

（2）观察能力强。陪护员学习了相关专业知识，了解了病患病情特征，在平时的陪护中应细心观察病患的表情、肢体语言，了解并及时回应他们的需求，及时给予帮助。

（3）心态端正。随着时代的发展，合格的陪护员因素质高、知识面广、技能全面而受到普遍喜爱和尊重。陪护员要端正心态，做到不卑不亢，正确对待自己的陪护工作，用专业的技能获得相应报酬，切勿好高骛远、互相攀比，提不切实际的要求。

2. 良好的人际沟通能力

病患陪护期间，要与病患及其家属打交道，陪护员应加强语言沟通能力，学会与他人友好相处。

尊重病患的生活习惯，对于起居作息时间、饮食、生活用品的放置等，要按照病患的合理要求去设置和安排；如果病患的生活习惯较差，陪护员应利用良好的沟通技巧，潜移默化地改正病患的不良生活习惯。

当遇到病患或家属投诉时，要控制住自己的情绪，耐心地解释、沟通，取得理解。

3. 遵纪守法，爱岗敬业

（1）遵纪守法。遵守国家的法律法规、社会公德，这是陪护员的基本义务和必备素质。遵守劳动纪律，病患陪护的服务时间、薪酬待遇、服务内容等在服务合同中有明确的约定，应按照合同约定执行。遵守财务纪律，陪护员若进入雇主家中，不能随意浪费财物，不能将雇主的财物据为己有。遵守保密纪律，陪护员应对病患相关信息保密，不得对外泄露。

（2）爱岗敬业，服务第一。爱惜、珍惜自己的岗位，陪护员在工作中要认识到自身每一个行为都与病患身心健康相关，都与病患生命安全相关，认真做好陪护服务。

二、行为礼仪

1. 仪表礼仪

陪护员在工作中如果有工作装应着工作装。如果没有工作装，应按季节来着装。着装以简洁大方、面料舒适为宜，不可穿过分紧身或薄透的服装。不染过分亮眼的发色，不佩戴带有锐角的发饰。不宜佩戴长耳饰、长项链、胸花等饰物。个人的仪表应以方便工作、不损伤病患为前提。

2. 仪容修饰

（1）勤洗发。养成勤洗发的习惯，使头发保持清爽、不油腻。长发者应将长发盘起，也可以使用工作帽，以免掉发散落在病患的饮食里或床铺上。

（2）勤洗脸。用打湿的毛巾清洗面部，及时清洗眼睛分泌物。在清洁鼻部时，要定期修剪鼻毛，保持鼻孔通畅。耳朵中有分泌物和外露耳毛要及时清除。

（3）勤刷牙。应保证每天晨起后、入睡前刷牙，刷牙时间不少于 3 min。常用牙线清理牙齿缝隙内的残留物，定期洗牙。

（4）勤洗澡。夏季每日洗澡，冬季每隔 2 ~ 3 天洗澡。内衣裤勤换洗。

（5）勤剪指甲，勤洗手。不宜留长指甲和涂有色指甲油，避免指甲缝藏污垢、引起细菌繁殖、交叉感染，也避免戳伤病患。

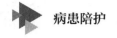

3. 举止礼仪

（1）握手。和对方保持适当的距离，上身倾斜，眼睛看着对方，面带微笑，伸出右手，四指并拢，拇指张开。握住对方手后，上下轻微晃动三四次。

（2）站姿。站立时，抬头，下巴微收，眼睛平视前方，身体摆正，手臂自然垂放于身体两侧，两腿直立，脚跟并拢。女士前脚掌微分开，男士双脚与肩同宽。

（3）坐姿。入座时，上身挺立，抬头，下巴微收，眼睛平视前方，肩膀下沉，双手五指并拢自然放在大腿上。不跷二郎腿，不抖腿。

（4）走姿。上身保持挺立状态，抬头，下巴微收，眼睛平视前方，挺胸收腹提臀。行走时，双手手臂在身体两侧自然摆动，重心前倾，步伐适中，匀速向前。不可故意扭动臀部。

4. 言谈礼仪

（1）礼貌用语

1）问候时，可以说"你好""早上好""下午好""晚安"等。病患出院时，可以说"您慢走，多保重"，切记不可说"欢迎您下次再来""再见"等。

2）在称呼陪护对象时，不可喊床号或直呼其名，可以称呼对方为"老师、大伯、大娘"等。

3）如没能听清楚病患话语时，可使用请求的语句来表达，如："您说的我大致明白了，但有一部分我还没弄明白，麻烦您再给我讲一讲。"多使用"请"字，如"请等等""请教一下""请问""请让一下"等，有时能达到事半功倍的效果。

4）如果在工作中做了妨碍他人的事情，给对方造成了不愉快、损失、伤害时，需要及时并真诚地向对方道歉，可以说"非常抱歉""真过意不去""对不起"等。

（2）言谈技巧

1）倾听。满足病患的心理需求，倾听时需要全神贯注、聚精会神，同时也要给予及时的回应，如"嗯嗯""是的，您这一辈子真的非常不容易""您思维很清晰，人也很能干啊"。

2）询问。在询问时，语气语调要柔和，询问时要清楚表达问题，如"您今天感觉怎么样？""您今天需要换衣服吗？""检查已经做完了，我们现在回去，您看可以吗？"等，多尊重病患的感受与需求。

人体生理系统与常见疾病

知识要求

一、人体生理系统

1. 运动系统

运动系统由骨、骨连结和骨骼肌组成，其主要功能是运动。运动系统还具有支撑人体形态、保护脏器的功能。一般来说，成人共有206块骨骼，按部位可分为颅骨（头骨）、躯干骨和四肢骨（上肢骨、下肢骨），按形态把骨分为长骨、短骨、扁骨、不规则骨。

骨骼中的骨胶原使骨骼具有韧性，碳酸钙使骨骼具有坚性。一般来说，罹患疾病或年龄增长会导致骨的弹性减弱、脆性增大、抗压性降低，容易发生骨折或压缩性变形等。

2. 消化系统

消化系统主要由消化管和消化腺组成。消化系统的基本功能是促进食物的消化和吸收，提供机体所需的物质和能量。食物中的营养物质除维生素、水和无机盐可以被直接吸收利用外，蛋白质、脂肪和糖类等物质需在消化管内被分解为结构简单的小分

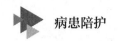

子物质才能被吸收和利用。

消化管包括口腔、咽、食管、胃、小肠、大肠、肛管等。消化腺包括唾液腺、肝、胆、胰腺等大消化腺及分布在消化管壁内的小消化腺，可分泌多种消化液，如胃液、胰液、胆汁等，参与食物的消化和吸收，同时肝脏参与体内多种物质的代谢，具有解毒和防御的作用，是人体重要的"化工厂"。胰腺可分泌调节血糖浓度的胰岛素和胰高血糖素。食物在消化管内被分解成小分子营养物质的过程称消化，小分子营养物质透过消化管黏膜上皮细胞进入血液和淋巴液的过程称吸收。

3. 呼吸系统

呼吸系统主要由呼吸道和肺组成。

呼吸道是气体通过的管道，对吸入的空气具有加温、加湿、滤过、净化的作用。呼吸道包括鼻、咽、喉、气管、主支气管、肺内支气管（部分），其部分管壁内有骨或软骨支撑，以保证气道的畅通。临床上通常将鼻、咽和喉称为上呼吸道，把气管和各级支气管称为下呼吸道。

肺是气体交换（吸入氧气和呼出二氧化碳）的器官，位于胸腔内，左右各一，分居纵隔两侧。两肺的外形近似半圆锥体，右肺宽短，左肺狭长。

4. 泌尿系统

泌尿系统主要由肾脏、输尿管、膀胱及尿道组成，是人体主要的排泄系统。

通过肾脏过滤血浆中的各种代谢产物、有害物、多余的水分和无机盐，形成尿液，经输尿管运送到膀胱进行暂时储存，当膀胱内尿量达到一定容量时，产生尿意，引起排尿反射，尿液由尿道排出体外，从而维持机体内环境的稳态。肾脏位于腹后壁脊柱两侧，左右各一。

输尿管是一对细长的肌性管道，全长有 3 个生理性狭窄，分别是输尿管起始处、跨越小骨盆入口处、斜穿膀胱壁入口处，是结石、血块、坏死组织常嵌顿的部位，易诱发剧烈疼痛。

膀胱是一个肌性囊状的储尿器官，病患的膀胱常因膀胱肌力减退而容量增大。

尿道是尿液从膀胱排出体外的管道。男性尿道狭长；女性尿道宽、直、短，开口于阴道前庭，靠近阴道和肛门，易感染发炎。故女性要特别注意保持尿道外口周围的清洁卫生。

5. 生殖系统

生殖系统分为男性生殖系统和女性生殖系统，包括内生殖器和外生殖器。

男性内生殖器包括睾丸（生殖腺，产生精子，分泌雄激素），附睾（储存营养精子），输精管、射精管、尿道（输送精子），精囊腺、尿道球腺、前列腺（附属腺体，分泌的成分参与精液的合成）；外生殖器包括阴茎、阴囊。

女性内生殖器包括卵巢（生殖腺，形成卵细胞，分泌雌激素和少量雄激素），输卵管，子宫（孕育胎儿），阴道；外生殖器又称外阴，包括阴阜、阴蒂、大阴唇、小阴唇、阴道前庭。

6. 脉管（循环）系统

脉管系统包括心血管系统和淋巴系统，是分布于全身的密闭管道系统。

心血管系统由心脏、动脉、毛细血管、静脉组成，其主要功能是完成体内的物质运输，即把血液中的氧气和营养物质输送到全身各组织，以保证机体新陈代谢的需要；同时又将机体产生的二氧化碳和代谢产物运送到排泄器官排出体外，以维持机体内环境的相对稳定。

淋巴系统是人体的重要防卫体系，它与心血管系统密切相关。淋巴系统能制造白细胞和抗体，滤出病原体，参与免疫反应，对于液体和养分在体内的分配也有重要作用。人受伤以后组织会肿胀，要靠淋巴系统来排除积聚的液体，恢复正常的液体循环。

7. 内分泌系统

内分泌系统是人体重要的功能调节系统，在体液调节中起主要作用，由内分泌腺和内分泌组织组成。内分泌腺或内分泌组织分泌的具有高效生物活性的化学物质称为激素。激素的作用广泛而复杂，主要参与调节机体物质代谢，维持内环境的稳定，促进生长发育和生殖，增强机体的适应能力。

8. 感官系统

感官是感受外界事物刺激的器官，包括眼、耳、鼻、舌等。大脑是一切感官的中枢。眼睛是视觉器官，耳朵是听觉器官，鼻子是嗅觉器官，舌头是味觉器官，身体各个部位是触觉器官。人体的五大感官为人的生活提供了很多便利，除了熟知的五大感官外，还有另外的感觉系统在发挥着作用，如保持身体的平衡、饥饿的感觉等。

9. 神经系统

神经系统是机体内对生理功能活动的调节起主导作用的系统。机体各器官、系统的功能和生理过程都不能独立地进行，必须在神经系统的直接或间接调控下，相互联系、相互影响、密切配合地完成和实现，从而形成一个完整的有机体，与外界环境协调统一。

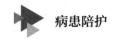

神经系统分为中枢神经系统和周围神经系统。中枢神经系统包括脑和脊髓，是人体神经系统的主体部分。周围神经系统包括脑神经、脊神经、自主神经，将外周感受器和中枢神经系统连起来，从而达到传递信号和指令的目的。

二、常见疾病基础知识

1. 原发性高血压

（1）疾病认识。原发性高血压简称高血压，是以血压升高为主要表现的疾病。高血压是多种心脑血管疾病的重要病因和危险因素，严重时影响重要脏器，如心、脑、肾的结构和功能，最终导致这些器官的功能衰竭。高血压迄今仍是心血管疾病死亡的主要原因之一。

《中国高血压临床实践指南2022》将我国成人高血压的诊断界值SBP≥140 mmHg（1 mmHg=0.133 kPa，1 kPa=7.5 mmHg）和DBP≥90 mmHg（简写为140 mmHg/90 mmHg）下调至SBP≥130 mmHg和DBP≥80 mmHg（简写为130 mmHg/80 mmHg），但在《中国高血压防治指南2023》中仍将诊断界值定为140 mmHg/90 mmHg。

血压水平的分类和标准（成人）见表1-1。

表1-1　　　　　　　　　　　血压水平的分类和标准（成人）

单位：mmHg

类别	收缩压	舒张压
高血压	≥140	≥90
1级高血压	140～159	90～99
2级高血压	160～179	100～109
3级高血压	≥180	≥110

注：当收缩压与舒张压分别属于不同级别时，以较高级别归类。

（2）常见病因。高血压是遗传易感性和环境相互作用的结果。长期过量食用高钠、低钾、高蛋白、高饱和脂肪酸等饮食，过量饮酒，超重（或肥胖）等均易引起高血压。

（3）主要表现。高血压早期多无症状，常于体检时发现血压升高，部分病患可出现头痛（部位多在脑后）、失眠（表现为入睡困难、早醒、睡眠不踏实、易做噩梦、易惊醒）、恶心、呕吐、头晕、耳鸣、心慌、注意力不集中、记忆力减退、肢体无力或麻木等症状。

（4）陪护要点

1）如为肥胖病患，应督促其减轻体重，体重降低对改善胰岛素抵抗、糖尿病、高脂血症和左心室肥厚均有益。

2）减少盐摄入，每人每日食盐量以不超过 6 g 为宜。

3）补充钙和钾盐。

4）减少脂肪摄入。

5）戒烟，限制饮酒。

6）增加运动，运动有利于减轻体重和改善胰岛素抵抗，提高心血管适应调节能力，稳定血压水平。可根据年龄及身体状况选择慢跑或步行。

7）监测血压：家庭清晨血压目标为低于 135 mmHg/85 mmHg。

2. 冠状动脉粥样硬化性心脏病

（1）疾病认识。冠状动脉粥样硬化性心脏病简称冠心病。营养心脏的动脉称冠状动脉，冠状动脉粥样硬化是指在冠状动脉的管壁上沉积了类似粥样的一种物质（脂质），使血管痉挛（冠状动脉收缩）或血管管腔狭窄、闭塞，引起心肌缺血（心绞痛）或心肌坏死（心肌梗死）。

（2）常见病因。冠心病的发作常与季节变化、情绪激动、体力活动增加、饱食、大量吸烟和饮酒等有关，其常见病因见表 1-2。

表 1-2 冠心病的常见病因

类别	说明
主要因素	血脂异常、高血糖、糖尿病、吸烟
次要因素	肥胖，缺少体力劳动，进食过多的动物脂肪、胆固醇、糖、钠盐，精神压力过大等
不可改变的因素	性别、年龄、遗传等

（3）主要表现

1）稳定性心绞痛。稳定性心绞痛是由于冠状动脉狭窄导致心肌缺血的一种疾病，通常表现为胸部不适，通常位于胸骨体之后，可波及心前区，有手掌大小范围，常放射至左肩、左臂内侧达无名指和小指，或至颈、咽或下颌部。疼痛常为压迫、发闷、紧缩或胸口沉重感，胸痛发作时，病患往往被迫停止正在进行的活动，直至症状缓解。含服硝酸酯类药物常可在数分钟内缓解心绞痛。

2）心肌梗死。心肌梗死是长久而严重的心肌缺血、缺氧引起的部分心肌坏死，也是冠心病最严重的类型。在饱餐、重体力劳动、情绪过分激动、血压升高、用力大便、

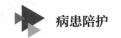
休克、脱水、出血、手术等情况下容易诱发。疼痛部位与心绞痛部位一致，但持续更久，疼痛更重，休息和含化硝酸甘油不能缓解。

（4）陪护要点

1）控制膳食总热量，维持健康体重，可以使用体重指数计算，即 BMI= 体重（kg）/ 身高 ^{2}（m^2），一般 18.5～23.9 为正常范围。

2）清淡饮食，避免摄入过多油脂，一般食用低盐、低脂、低胆固醇膳食，并限制酒、蔗糖、含糖食物的摄入。多食富含维生素 C（如新鲜蔬菜、瓜果）和植物蛋白（如豆类及其制品）的食物。尽量以花生油、豆油、菜籽油等植物油为食用油。严禁暴饮暴食。

3）参加一定的体力劳动和体育活动，能很好地预防肥胖、训练心肺功能及控制血脂，是预防本病的积极措施。体力活动量以不过多增加心脏负担和不引起不适感觉为原则。不宜勉强进行剧烈活动，对病患提倡散步（每日 1 h，可分次进行）、做保健体操、打太极拳等运动方式。

4）合理安排工作和生活，生活有规律，保持乐观、愉快的情绪，避免过度劳累和情绪激动，注意劳逸结合，保证充分睡眠。

5）提倡不吸烟，不饮烈性酒。

3. 糖尿病

（1）疾病认识。糖尿病是一组以慢性血葡萄糖（简称血糖）水平增高为特征的代谢性疾病，是由于胰岛素分泌不足和作用缺陷引起的。

糖尿病诊断标准：①典型糖尿病症状，空腹血糖≥7.0 mmol/L；②典型糖尿病症状，随机血糖或餐后 2 h 血糖≥11.1 mmol/L。

（2）常见病因。糖尿病的病因与发病机制复杂，糖尿病不是单一疾病，而是复合病因引起的综合征，是包括遗传及后天多种因素在内的多种因素（如肥胖、高糖高脂高盐饮食、过量饮食、运动减少、年龄增长等）共同作用的结果。

（3）主要表现

1）典型表现为"三多一少"，即多饮、多食、多尿，体重减少。

2）不典型表现包括皮肤瘙痒，反复起疖、痈，四肢麻木、感觉障碍，视物模糊、视力障碍等，女性外阴瘙痒、反复尿路感染。部分病患无症状，在体检时发现。

（4）陪护要点

1）饮食指导。给予低糖饮食，且三餐合理分配。提倡用粗制米、面和一定杂粮，忌食用葡萄糖、蔗糖及其制品（糖果、甜糕点饼干、冰激凌、含糖饮料等）。此外，各种富含可溶性食用纤维的食品可延缓食物吸收，降低餐后血糖高峰；提倡食用绿叶蔬菜、豆类、块根类、粗谷物等；限制饮酒。

2）体育锻炼。适当的体育锻炼可以提高胰岛素的敏感性，改善血糖控制，减轻体重，可增强体力及免疫功能。糖尿病运动应因人而异，适可而止，循序渐进，持之以恒，以有氧运动为主，散步是较佳方法。年轻体强者可采用跑步、游泳、登山、打球、骑自行车等，年老体弱者可打太极拳或慢速步行，运动时间为 20～60 min，每周 3～5次，运动最好选择在餐后 1 h 左右进行。

4. 慢性阻塞性肺疾病

（1）疾病认识。慢性阻塞性肺疾病（COPD）简称慢阻肺，是以气流受限为特征的肺部疾病，气流受限呈进行性发展，但是可以预防和治疗。COPD 主要累及肺部，也可能引起肺外各器官的损害。

（2）常见病因。COPD 确切的病因尚不清楚，但普遍认为与肺部对香烟、职业粉尘等有害气体或有害颗粒的异常炎症反应有关。这些反应存在个体易感因素和环境因素的相互作用。吸烟是重要的发病因素，吸烟者慢性支气管炎（部分病患可发展成阻塞性肺疾病）的患病率比不吸烟者高 2～8 倍；感染是使 COPD 病情加重的主要因素。

（3）主要表现

1）慢性支气管炎。起病缓慢，病程长，主要症状有慢性咳嗽、咳痰或伴有喘息。在寒冷季节、吸烟、劳累、感冒后可引起急性发作或症状加重，气候转暖时症状可自然缓解。诊断标准：慢性咳嗽、咳痰或伴有喘息的症状，每年持续 3 个月以上，连续 2 年或 2 年以上，并已排除其他心肺疾病。

2）慢性阻塞性肺气肿。主要症状是在咳嗽、咳痰的基础上出现逐渐加重的呼吸困难，尤其是呼气时更为明显。检查时发现病患的胸廓前后径逐渐增大，变得和左右径几乎相等，称为桶状胸。

（4）陪护要点

1）环境。保持空气清新、温暖、湿润；避免各种环境致病因素，如吸烟、寒冷、粉尘、刺激性气体等；注意防寒保暖，提高耐寒能力（如凉水洗脸等）；流感季节不去人群密集处。

2）休息和体位。严重呼吸困难者应卧床休息，尽量减少活动。协助病患抬高床头，取半卧位或端坐位。每 2 h 改变一次体位，辅以叩背以利于痰液排出。

3）合理饮食。给予高热量、高蛋白、高维生素的易消化食物，以补充消耗，增强体质。多食富含纤维素的食物，保持大便通畅。多饮水，足够的水可以保证呼吸道黏膜湿润，有利于痰液稀释和排出。少食多餐，避免辛辣、刺激性食物，戒烟酒；避免进食汽水、萝卜、豆类等产气食物，以免饱胀影响膈肌运动而加重呼吸困难。

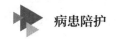

5. 阿尔茨海默病

（1）疾病认识。阿尔茨海默病俗称老年痴呆症，是指记忆、思维、分析判断、视空间辨认、情绪等方面发生了障碍。一般老年痴呆症常常发生在 50 岁以后，起病隐匿，发展缓慢。

（2）常见病因。阿尔茨海默病病因迄今不明，一般认为其是复杂的异质性疾病，多种因素可能参与致病，如遗传因素、神经递质、免疫因素、环境因素等。

（3）主要表现（见表 1-3）

表 1-3　　　　　　　　　　　　　阿尔茨海默病的主要表现

分期	表现
第一期 遗忘期 （早期）	1）记忆力减退 2）语言交流能力下降 3）不能准确判断方向、地点，易迷路 4）不能正确判断事物对错 5）情绪不稳定 6）性格发生改变
第二期 混乱期 （中期）	1）完全不能学习和回忆新信息，记忆力下降但未完全丧失 2）注意力不集中 3）不能判断方向、地点 4）日常生活自理能力下降 5）性格进一步改变 6）做事无条理性
第三期 极度痴呆期 （晚期）	1）生活完全不能自理，大小便失禁 2）不能正常交流，不能思考问题 3）不能主动活动

（4）陪护要点

1）指导病患重视营养，均衡饮食；多食用三高（高蛋白、高维生素、高纤维素）和三低（低脂肪、低糖、低盐）食品，进食无刺、无骨、易消化的食物；保证人体所需的营养成分，防止体重增加；戒烟，戒酒。

2）指导病患调控情绪，保持良好心态，尽量避免不良心理刺激，让其学会自我控制和调节情绪。

3）病患床边应设置床挡；避免病患单独外出，应在病患衣服里放置联络卡片（写明姓名、联系电话等）；保管好尖利物品、药品等，以防病患自伤。

4）指导病患坚持适度锻炼，减缓大脑衰老，经常做适度的有氧运动可以增进循环系统健康。手的运动对大脑是一种良性刺激，可增加脑血流量，满足大脑需求，因此病患应频繁活动手指。

💡 思考题

1. 简述病患陪护的定义和工作职责。

2. 简述病患陪护的就业方向和法律常识。

3. 简述病患陪护职业道德的主要内容。

4. 简述病患陪护行为礼仪的主要内容。

5. 简述人体主要生理系统。

6. 简述常见疾病的主要表现与陪护要点。

培训任务 2

饮食与喂药陪护

为病患制作饮食

知识要求

一、人体必需的营养素

营养是指人类从外界摄取需要的养料以维持生长发育等生命活动，或是人体获得并利用其生命活动所必需的物质和能量的过程。营养素是维持正常生命活动所必需摄入生物体的食物成分，包括蛋白质、脂类、碳水化合物、维生素、矿物质、水、膳食纤维7大类，见表2-1。

表2-1　　　　　　　　　　　　　常见的营养素

类别	说明
蛋白质	蛋白质是构成人体结构和生理功能的主要物质，其基本组成单位是氨基酸
脂类	脂类分为油脂（甘油三酯）和类脂（磷脂、固醇），是人体需要的重要营养素之一，供给机体所需的能量，提供机体所需的必需脂肪酸，是人体细胞组织的组成成分
碳水化合物	碳水化合物是人体重要的供能物质，主要包含多糖（淀粉），双糖（麦芽糖、乳糖）和单糖（葡萄糖、果糖），在肝脏和肌肉中储存，能够快速供给能量
维生素	维生素分为水溶性维生素和脂溶性维生素。水溶性维生素主要包括维生素C和绝大多数B族维生素（维生素B_1、维生素B_2、叶酸、烟酸、维生素B_6、维生素B_{12}等），脂溶性维生素主要包括维生素A、维生素D、维生素K和维生素E

续表

类别	说明
矿物质	矿物质分为常量元素和微量元素。常量元素包括构成机体组织，并在体内起电解质作用。微量元素在体内含量虽然微乎其微，但却能起到重要的生理作用
水	水是生命之源，能够促进人体各类生理功能的发挥，维持基本生命活动
膳食纤维	膳食纤维是一种多糖，可以分为可溶性膳食纤维和不可溶性膳食纤维。它既不能被胃肠道消化吸收，也不能产生能量，但对于调节肠胃、保持营养健康有重要作用

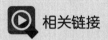 **相关链接**

膳食指南

1. 食物多样，合理搭配。

2. 吃动平衡，健康体重。

3. 多吃蔬果、奶类、全谷、大豆。

4. 适量吃鱼、禽、蛋、瘦肉。

5. 少盐少油，控糖限酒。

6. 规律进餐，足量饮水。

7. 会烹会选，会看标签。

8. 公筷分餐，杜绝浪费。

二、烹饪的原则和常用技法

1. 烹饪的基本原则

（1）掌握做菜的火候。

（2）菜不要切得太碎，以保存其中的营养素。

（3）做菜时最好盖上锅盖，这样可防止水溶性维生素随水蒸气挥发，汤汁适度即可。

（4）食物应当煮熟再食用。

（5）趁新鲜食用。

（6）选择卫生食具。

（7）注意食物的色泽搭配，以促进食欲。

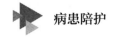

2. 常用烹饪技法（见表2-2）

表2-2 常用烹饪技法

技法	说明
炒	炒是基本的烹饪技法，其原料一般是片、丝、丁、条、块。炒时通常用旺火，热锅热油，所用底油的量随料而定。依照食材、火候、油温高低的不同，炒可分为生炒、滑炒、熟炒、干炒等
爆	爆就是急、速、烈的意思，加热时间极短，烹制出的菜肴脆嫩鲜爽。爆法主要用于烹制脆性、韧性原料，如鸡肫、鸭肫、鸡鸭肉、瘦猪肉、牛羊肉等。常用的爆法主要为油爆、葱爆、酱爆等
熘	熘是用旺火急速烹调的一种方法。熘法一般是先将原料经过油炸或开水汆熟后，另起油锅调制卤汁（卤汁也有不经过油制而以汤汁调制而成的），然后将处理好的原料放入调好的卤汁中搅拌或将卤汁浇淋于处理好的原料表面
烧	烧是先将主料进行一次或两次以上的热处理，再加入汤（或水）和调料，用大火烧开，再改用小火慢烧至或酥烂（肉类，海味），或软嫩（鱼类，豆腐），或鲜嫩（蔬菜）的一种烹调方法。由于烧菜的口味、色泽和汤汁多有不同，其又分为红烧、白烧、干烧、酱烧、葱烧、辣烧等
焖	焖是将锅置于微上，加锅盖把菜制熟的一种烹饪方法。操作过程与烧很相似，但小火加热的时间更长，火力更小，烹制时间一般在30 min以上
炖	炖时，一般先用葱、姜炝锅，再冲入汤或水，烧开后下主料，先大火烧开，再小火慢炖。炖菜的主料要求软烂，一般是咸鲜味
蒸	以水蒸气为导热体，将经过调味的原料用旺火或中火加热，使成菜熟嫩或酥烂的一种烹调方法。常见的蒸法有干蒸、清蒸、粉蒸等
煮	把主料放于多量的汤汁或清水中，先用大火烧开，再用中火或小火慢慢煮熟
烩	烩是将汤和菜混合起来的一种烹调方法。用葱、姜炝锅或直接以汤烩制，调好味再用水淀粉勾芡。烩菜的汤与主料相等或略多于主料
拌	把生料或熟料切成丝、条、片、块等，再加上调味料拌和即成

三、基本饮食种类（见表2-3）

表2-3 基本饮食种类

类别	说明	饮食要求	适用人群
普通饮食	简称普食，是膳食的基础	易消化、无刺激性的一般食物均可采用，但应限制油煎、胀气食物及烈味调味品	病情较轻者，无发热和无消化道疾病患者，疾病恢复期及不必限制饮食者

续表

类别	说明	饮食要求	适用人群
软质饮食	简称软食，是常见的病患饮食	在普食的基础上要求以软烂为主食，如软饭、面条、菜肉均应切碎煮烂，易于咀嚼消化	消化不良者，低热者，咀嚼不便者，术后恢复期患者
半流质膳食	稀软、呈半流体状态，易于咀嚼和消化，介于软饭和流质饭之间的膳食	少食多餐，无刺激性、易于咀嚼及吞咽纤维素含量少，营养丰富，食物呈半流质状	发热、体弱、消化道疾病患者，口腔疾病患者，咀嚼不便者，手术后和消化不良者
流质食物	呈液体状态，比半流质饮食更易于吞咽和消化	易于消化吸收，但因所含热量及营养素不足，只能短期使用	病情严重者、高热者、吞咽困难者、口腔疾病患者、术后和急性消化道疾病患者

四、特殊饮食种类（见表2-4）

表2-4 　　　　　　　　　　　特殊饮食种类

类别	说明	饮食要求	适用人群
高热量饮食	在基本饮食基础上加餐2次，以增加热量摄入	在基本饮食的基础上加餐，如普通膳食者三餐之间可加牛奶、豆浆、鸡蛋、藕粉、蛋糕等；半流质或流质饮食者可加浓缩食品（如奶油、巧克力等）	甲亢者、高热者、烧伤者、产妇、需增加体重者、恢复期病患
高蛋白饮食	食物中含蛋白质较多	在基本膳食基础上增加含蛋白质丰富的食物，如肉类、鱼类、蛋类、乳类、大豆类等	营养不良患者、严重贫血患者、肾病综合征患者、大手术后及癌症晚期病患等
低蛋白饮食	限制蛋白质供给量	应多补充蔬菜和含糖高的食物，维持正常热量，日蛋白质摄入量限于40 g以下	限制蛋白质摄入者，如急性肾炎患者、尿毒症患者、肝性昏迷者等
低脂肪饮食	限制脂肪摄入	避免多用动物油，可用植物油，不用油煎及含脂肪高的食物，每日脂肪摄入量在50 g以下	肝胆疾病患者、高脂血症患者、动脉硬化患者、肥胖症患者、腹泻者等

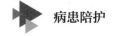

续表

类别	说明	饮食要求	适用人群
低盐低钠饮食	限制食物中钠的摄入或者限制食盐的摄入	低盐膳食，每日可用食盐不超过2 g（含钠0.8 g），但不包括食物内自然存在的氯化钠	心脏病患者、肾脏病（急慢性肾炎）患者、肝硬化（有腹水）患者、重度高血压但水肿较轻者等
无盐低钠饮食	食物中禁用食盐烹调，并需控制摄入食品中自然存在的含钠量	无盐低钠膳食，除食物内含钠量外，不放食盐烹调。并且控制摄入食物中自然存在的含钠量（每天控制在0.5 g以下）。慎用腌制食品，禁用含钠药物，如碳酸氢钠药物	适用低盐低钠饮食人群，但水肿较重者
要素饮食	又称元素膳或化学配制膳，是以人体需要量或推荐量为依据，营养齐全、极易消化吸收的无渣饮食	一种人工混合而成的粉状物，溶于水后即成为液体或稳定的脂肪悬浮液。无须消化就能在小肠上部吸收，只留少量内源性残渣进入大肠	手术前准备和术后营养不良者、肠炎及其他腹泻病患、消化和吸收不良者、肿瘤病患等

技能要求

为病患制定饮食方案

操作步骤

步骤1 沟通

询问了解病患过往进食、饮水的习惯、种类、量，以及病患的基础疾病情况。

步骤2 确定饮食类型和烹调方法

根据病患病情选择合适的饮食类型，根据饮食类型和病患口味选择合适的烹调方法。

步骤3 制定食谱

根据病患病情在专业临床营养师的指导下，结合病患既往口味制定一周食谱，一般制定非带量食谱，即根据病患口味选择合适的菜品，保证每日食物丰富以及注意饮食禁忌，不需要将具体食物量进行精细计算。如病患需严格控制进食量，应在临床营养师的指导下制定带量食谱。

步骤4 执行与调整

根据食谱制作饮食，并记录病患的反馈意见，进行适当的调整。一般一次制定一周的饮食方案，如果病患需长期陪护，可根据实际情况制定两周或更长时间的饮食方案。

注意事项

1. 饮食方案应在膳食指南的基础上，结合病患情况及营养需求制定。
2. 食谱需要满足病患基本需求，同时应当注意饮食禁忌。

为病患喂食

知识要求

一、常见的进食体位

进食体位是指根据病患自理程度及病情，采取适宜的进餐姿势。

1. 进食体位摆放的目的

为病患选择适宜的进食体位，其目的是利于病患进食，增进病患的食欲和进食量，增加营养摄入，提高机体抵抗力；同时可以避免不良体位引发呛咳、误吸、噎食、窒息等意外。

2. 病患进食的常见体位

病患完全自理或上肢功能较好时，尽量采取坐位进食。当病情危重或完全卧床时，可采取半卧位，头偏向一侧进食。一定要避免平卧位进食，以免食物反流进入呼吸道。病患进食的常见体位见表 2-5。

表 2-5 病患进食的常见体位

体位	适应的病患	操作
普通坐位	一般病患	病患坐于椅子上，双腿自然下垂，足部平踏于地面，椅子高度以膝关节弯曲90°为宜，挺直后背，头前倾正中，后背紧贴于椅背，桌子高度以手臂可弯曲90°为宜，身体距离桌子约一拳头
轮椅坐位	下肢功能障碍或行走无力的病患	轮椅与床成一定角度，固定轮子，抬起脚踏板。叮嘱病患用双手环抱陪护员脖颈，陪护员双手环抱病患的腰部或腋下，协助病患坐起，使其双腿垂于床下、双脚踏稳地面。陪护员用膝部抵住病患的膝部，挺身带动病患站立并旋转身体，使病患坐在轮椅中间，后背紧贴椅背，将轮椅上的安全带系在病患腰间
床上坐位	下肢功能障碍或行走无力的病患	陪护员按轮椅坐位环抱方法协助病患在床上坐起，将靠垫或软枕垫于病患后背及膝下，保证坐位稳定舒适，在床上放置餐桌，让病患身体距离桌子约一拳头
半卧位	完全不能自理的病患	使用可摇式床具时，将病患床头摇起，抬高至与床具水平面成30°~45°。使用普通床具时，可使用棉被或靠垫支撑病患背部使其上身抬起，在身体两侧及膝下垫软枕，以保证体位稳定。该体位病患无法自行进食，需陪护者喂食
侧卧位	完全不能自理的病患	使用可摇式床具时，将病患床头摇起，抬高至与床具水平面成约30°。陪护员双手分别扶住病患的肩部和髋部，使病患面向陪护员侧卧，肩背部垫软枕或楔形垫。一般宜采用右侧卧位

二、鼻饲

1. 鼻饲的定义

鼻饲法是将鼻饲管经一侧鼻腔插入胃内，从管内灌注流质食物和药物的方法。鼻饲可保证病患摄入足够的营养、水分和药物，以利早日康复。鼻饲主要适用于不能经口进食者，如昏迷者、口腔疾患者、某些手术后恢复期患者、食管狭窄者等。

2. 鼻饲用物品

（1）鼻饲管。鼻饲管（见图 2-1）是通过鼻腔插入胃内，为不能经口摄取食物的病患补充营养用的鼻饲用具。鼻饲管由导管和带帽接头组成，鼻饲管上标有刻度，鼻饲管插入的长度一般为 45~55 cm。

（2）灌注器。灌注器（见图 2-2）是用来将流质食物或药物推注到鼻饲管内的工具。进行鼻饲时，应将灌注器的前端乳头插入鼻饲管的末端，使其连接紧密。

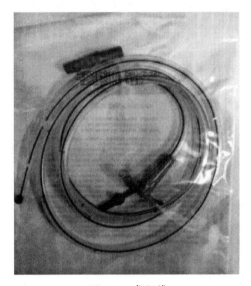

图 2-1　鼻饲管

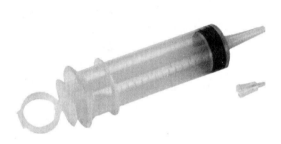

图 2-2　灌注器

三、影响病患进食的因素

1. 生理因素

（1）年龄。年龄不同，对食物的爱好、每日所需的量等均有所差异。例如，婴幼儿、青少年生长发育速度较快，必须摄入足够的蛋白质、维生素、微量元素等；多数病患由于新陈代谢逐渐减慢，每日所需的热量逐渐减少，但对钙的需求有所增加。

（2）活动量。由于职业、性格等不同，活动量也不同，活动量大的人所需的热能及营养素通常高于活动量小的人。

2. 心理因素

不良的情绪，如焦虑、抑郁、烦躁或过度兴奋、悲哀等均可使病患食欲减退，进食减少甚至厌食。而愉快轻松的心理状态，例如，进入整洁惬意的进食环境，品尝色泽诱人、香味四溢的美食让人愉悦，形成良性循环。

3. 疾病与治疗

疾病影响病患的食欲、食物的摄取量、食物的消化与吸收。某些药物可能引起胃肠道反应，出现食欲减退、恶心呕吐等。

4. 社会文化

病患常常由于没有家属一直陪伴在身边，自己生活就不规律；或饮食无人监督、无人指导、无人协助就擅自减少饮食餐数，从而影响病患的饮食状态。

技能要求

协助病患进食

操作准备

1. 物品准备：餐具、围裙或毛巾、纸巾、小桌、水杯、吸管等。

2. 陪护员准备：着装整洁，洗净双手，必要时佩戴口罩。

操作步骤

步骤 1　沟通

向病患说明进食时间和本次进食量，询问有无特殊要求，是否需要大小便，协助病患洗净双手、围上围裙或毛巾，服用餐前口服药。

步骤 2　调整合适体位

根据病患的情况，为其调整合适的体位。

步骤 3　协助病患进食

（1）鼓励具有自主能力的病患自行进食，鼓励其手持水杯或吸管饮水，饮水时小口饮用，以免呛咳。指导病患上身坐直并稍前倾，头稍下垂，叮嘱病患进餐时细嚼慢咽，不要边讲话边进食。

（2）对于不能自主进食的病患，由陪护员喂食。陪护员用手触及碗壁或杯壁，感受并估计食物或水的温度。以汤匙喂食时，食物量以汤匙容量的 1/3 为宜；喂水时，水盛装至水杯容量的 1/3 ~ 1/2 为宜。等病患咀嚼充分并咽下后再喂下一口。

（3）对于视力障碍但能自主进食的病患，陪护员协助其进食。将盛装温热食物的碗或盛有温水的杯子放入病患手中，再将汤匙或吸管递到病患手中，告知其食物的种类，叮嘱其缓慢进食。

步骤 4　整理

陪护员协助病患进餐后漱口，并用纸巾擦干口角水痕。清扫整理床单元，使用流动水清洁餐具、水杯并放回原处备用，必要时进行消毒。

注意事项

1. 食物或水的温度要适宜。

2. 病患进食后不宜立即平躺，以防止食物反流，保持进餐体位 30 min 后再卧床

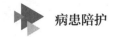

休息。

3. 对于咀嚼或吞咽困难的病患，可将食物打碎成糊状，再协助其进食。

4. 病患进食宜细嚼慢咽，以免发生呛咳、噎食等。

鼻饲喂食

操作准备

1. 物品准备：水杯（内盛温水）、鼻饲用具、听诊器、毛巾、鼻饲液（38~40℃）等。

2. 陪护员准备：着装整洁，洗净双手，必要时佩戴口罩。

操作步骤

步骤 1　沟通

病患若意识清楚，应与其沟通，告知其即将开始鼻饲，如有不适及时告知。根据病患自理能力，采用适宜的体位，铺好毛巾。

步骤 2　检查

病患进食前，陪护员首先要检查并判定鼻饲管固定完好，插入的长度与鼻饲管标记的长度一致。若发现管路滑脱，应立即通知医护人员处理。再次检查鼻饲管是否在胃内，其方法如下。

（1）接灌注器于胃管末端回抽，能抽出胃液。

（2）将听诊器放置于胃部，用灌注器快速注入 10 mL 空气，能听到气过水声（咕噜咕噜的声音），再将注入的空气抽出。

（3）将胃管末端放入水中，无气体溢出。如有气体溢出，表示误入气管。

步骤 3　进行食物灌注

首先用灌注器从水杯中抽取 20 mL 温开水，连接鼻饲管缓慢灌注，冲洗管道，确定鼻饲管通畅，同时刺激胃液分泌。抽吸鼻饲液，缓慢推注，直至鼻饲液全部推注完毕。每次鼻饲量不超过 200 mL，推注时间以 15~20 min 为宜，两次鼻饲之间间隔不少于 2 h。灌注完毕后用灌注器抽取 30~50 mL 温水缓慢推注，冲洗管道，防止食物残渣堵塞鼻饲管，盖好鼻饲管，灌食后不要立即翻动病患，以防喂食后食物反流引发误吸，保持鼻饲体位 30 min 后，恢复平卧位。

步骤 4　整理

清洗用物，分类放回原处。

注意事项

1. 鼻饲过程中注意观察病患，若出现呛咳、呼吸困难、发绀等现象，说明病患有窒息的征象，应立即将病患头偏向一侧，并将注入的鼻饲液抽出。

2. 长期鼻饲病患应做好口腔护理，定期更换鼻饲管，普通鼻饲管每周更换 1 次，硅胶胃管每月更换 1 次。

3. 注意观察病患消化功能状况以及大便的性状，根据不同情况调整食物类型。

协助病患服药

知识要求

一、药物治疗的定义

药物是指一切有治疗或预防作用的物质，用于机体疾病、使疾病好转或痊愈，保持身体健康。药物治疗是目前医疗的主要手段之一，也是基础治疗措施，其目的主要是对抗疾病和预防疾病。病患陪护需要掌握基本药物知识，在陪护期间按医生要求协助病患服用药物。

二、药物的剂型

1. 经胃肠道给药剂型

经胃肠道给药剂型是指药物制剂经口服用后进入胃肠道，起局部或经吸收而发挥全身作用的剂型，如常用的散剂、片剂、颗粒剂、胶囊剂、溶液剂、乳剂、混悬剂等。

2. 非经胃肠道给药剂型

非经胃肠道给药剂型是指除口服给药途径以外的所有其他剂型，这些剂型可在给药部位起局部作用或被吸收后发挥全身作用。

（1）注射给药剂型，如注射剂。

（2）呼吸道给药剂型，如喷雾剂、气雾剂、粉雾剂等。

（3）皮肤给药剂型，如外用溶液剂、洗剂、搽剂、软膏剂、硬膏剂、糊剂、贴剂等。

（4）黏膜给药剂型，如滴眼剂、滴鼻剂、眼用软膏剂、含漱剂、舌下片剂、粘贴片、贴膜剂等。

（5）腔道给药剂型，如栓剂、滴剂等。

三、病患用药后不良反应的观察及处理流程

1. 不良反应症状

（1）胃肠道反应，如恶心、呕吐、腹痛、腹泻、便秘等。

（2）泌尿系统反应，如血尿、排尿困难、肾功能下降等。

（3）神经系统反应，如发热、头痛、乏力、头晕、失眠、手颤等。

（4）循环系统反应，如心慌、头疼、面色苍白、眩晕等。

（5）呼吸系统反应，如支气管哮喘等。

（6）皮肤反应，如皮炎、荨麻疹等。

（7）过敏性休克的症状

1）呼吸道阻塞症状，如胸闷、心悸、喉头堵塞感、呼吸困难等。

2）微循环障碍症状，如面色苍白、畏寒、冷汗、脉搏微细、血压下降等。

3）中枢神经系统不良症状，如烦躁不安、意识丧失、昏迷、抽搐、大小便失禁等。

4）其他症状，如皮疹、荨麻疹、咳嗽等。

2. 陪护措施

仔细阅读药物说明书，了解临床不良反应和相应的处理方法。若出现不良反应，应做如下处理。

（1）立即停药，马上报告医生或家属。

（2）协助病患平卧，头侧向一侧，防止呕吐时窒息，保持呼吸道通畅。

（3）如果发生心跳、呼吸骤停，立即进行心肺复苏术，并呼叫医生。

（4）加强病情观察和照顾，密切观察病患呼吸、心跳、意识、尿量，做好病情变化的动态记录，注意保暖。

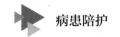

（5）不良反应严重时拨打"120"送医急救。

技能要求

协助病患服药

操作准备

1. 物品准备：药物、温水、水杯、服药单，根据需要准备量杯、汤匙、滴管等。

2. 陪护员准备：着装整洁，洗净双手，必要时佩戴口罩。

操作步骤

步骤1 核对

（1）核对病患的姓名、服药单、药物，确保准确无误。

（2）根据药量为病患倒好温水。药物片（粒）数较多时，分次服下。

步骤2 协助不同身体状况的病患服药

（1）自理病患。陪护员将药物、水杯递给病患，告诉病患先饮一小口水润滑咽喉，再看着病患将药物服下。

（2）不能自理病患。陪护员告知病患准备服药，协助病患取半坐位，即摇高床头，或在病患后背垫靠棉被、靠垫支撑身体。用汤匙或吸管先喂一小口水，将药物放入病患口中，再用汤匙或吸管协助其饮水，将药物服下。保持体位30 min后协助病患取舒适卧位。

（3）带鼻饲管病患。将药物碾碎溶解于水后，用灌注器注入胃管。具体操作同鼻饲喂食法。

步骤3 整理用物

陪护员将水杯清洗后（必要时消毒）放回原处，晾干备用。

注意事项

1. 遵照医嘱协助病患服药，不得私自加减药物或停药。用药后若发现异常，应及时报告医护人员或协助就诊。

2. 病患对药品有疑虑时，需要再次核对，打消疑虑后方能给药。

3. 对于吞咽困难的病患，陪护员要咨询医护人员或根据药物说明书，决定是否将药物切割成小块或研碎。

4. 协助精神疾病病患服药后，要让其张口，检查确认药物已全部咽下。

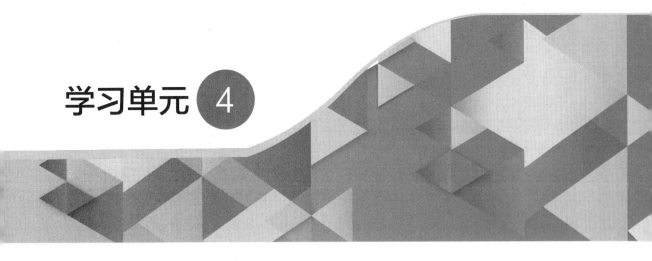

中药煎制与服用

知识要求

一、中药的定义

以中国传统医药理论指导采集、炮制、制剂，说明作用机理，指导临床应用的药物，统称为中药。简而言之，中药就是指在中医理论指导下，用于预防、治疗、诊断疾病并具有康复与保健作用的物质。

根据各种药物本身具有的若干特性和作用，把药物与疗效有关的性质和性能统称为药性，包括药物发挥疗效的物质基础和治疗过程中所体现出来的作用。传统剂型有40多种，其中汤剂、丸剂、散剂、膏剂、丹剂、酒剂、冲剂、口服液剂、胶囊剂、片剂、注射剂等较为常用。

二、中药汤剂的煎煮方法

汤剂是中药常用的剂型之一。汤剂的制作对煎具、用水、火候、煮法都有一定的要求。煎药用具以砂锅、瓦罐为好，搪瓷罐次之，忌用铜铁锅，以免发生化学变化，影响疗效。煎药火候有文火、武火之分。煎煮的火候和时间要根据实际情况而

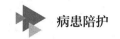

定。一般来说，治疗表征或上焦病的药物，武火煮开后，文火再煎煮 3～5 min 即可，不可煎煮时间过长；补益类、矿石类或治疗中下焦的药物，武火煮开后，文火再煎煮 30～60 min。

某些药物因其质地不同，煎法比较特殊，处方上有明确标注，有先煎、后下、包煎、另煎、溶化、泡服、冲服、煎汤代水等不同煎煮法。先煎一般是矿物类、贝壳、角甲类药物，要先煎 30～40 min 再与其他药物混合后煎煮；后下是指气味芳香、含有挥发油以及不宜长时间煎煮的药物，要在药物煎好前 10～15 min 投入锅内；包煎一般是指种子、花粉类药物，用纱布装好后放入群药中共同煎煮；另煎是指人参、西洋参等昂贵中药，避免有效成分被其他饮片吸附造成浪费，应另外煎制。

三、中药服用的基本要求和时间要求

汤剂一般每日 1 剂，煎 3 次分服，两次间隔时间为 4～6 h，汤剂一般宜温服。丸剂颗粒较小者，可直接用温开水送服；大蜜丸者，可以分成小粒吞服；若水丸质硬者，可用开水溶化后服。散剂、粉剂可用蜂蜜加以调和送服，或装入胶囊中吞服，避免直接吞服而刺激咽喉。膏剂宜用开水冲服，避免直接倒入口中吞咽，以免粘喉引起呕吐。冲剂宜用开水冲服，糖浆剂可以直接吞服。此外，还有鼻饲给药法。

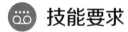 **技能要求**

中药汤剂煎制

操作准备

1. 物品准备：砂锅、处方、药材等。
2. 陪护员准备：着装整洁，洗净双手，佩戴口罩。

操作步骤

步骤 1　查对处方

仔细核对处方，确定药材无误，了解是否有特殊煎药要求，如先煎、后下、包煎、另煎等。

步骤 2　浸泡药材

将所需药材放入砂锅内，倒入冷水，漫过药材，浸泡 30 min。

步骤3 煎煮药材

根据医师医嘱和处方要求煎煮药材，煎煮好后将汤药倒入碗中，再次煎煮。一般一剂中药煎煮 3 次，3 次汤药合一起后再分 3 剂。

步骤4 整理

将煎煮后的药渣倒掉，清洗用具，备用。

注意事项

1.煎煮药材的器皿最好选用砂锅、瓦罐，不建议选择铁锅或者铝锅，以免药物与金属产生化学反应，降低药效。

2.煎药前不要洗药物，由于有些中药饮片有效成分为水溶性，会随着清洗一起流失，还有些药是粉末状，在清洗过程中也会有所流失，从而影响药效。

思考题

1.简述常见的饮食种类及特点。

2.简述病患常见进食体位与要求。

3.简述鼻饲的方法与注意事项。

4.简述中药煎煮的注意事项。

培训任务 3

清洁陪护

床铺清洁

🔊 技能要求

为病患整理床铺

操作准备

1.物品准备：置物架（置物车）、床刷、刷套、水盆2个（分别盛装洁净、污染的刷套）。

2.陪护员准备：着装整洁，洗净双手，必要时佩戴口罩。

操作步骤

步骤1 沟通

向病患说明整理床铺的必要性。

步骤2 整理床单元

（1）将用物放置于置物架（置物车）上，进入病患居室。将盖被放置在床旁椅子上。

（2）站于床头右侧，拉开床头单。

（3）左手将床单拉平直后反折于床褥下；右手拉住床单侧边边缘，与床边垂直，如图3-1所示。

（4）以床沿为界，将床单垂直边折于床垫下并拉平，如图 3-2 所示。

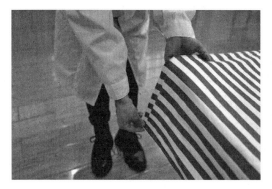

图 3-1　铺平床单

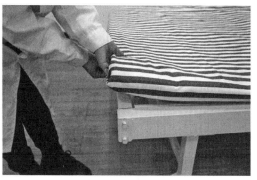

图 3-2　折床单垂直边于床垫下

（5）同法铺好另一侧的床单。

（6）取床刷，套好刷套，从床头纵向扫至床尾，如图 3-3 所示。每扫一刷要重叠上一刷的 1/3，避免遗漏。

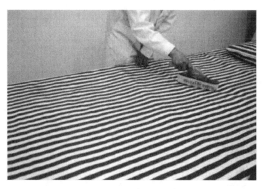

图 3-3　清扫床单

步骤 3　折叠盖被并整理

撤下刷套，放在另一个水盆中。先拉开盖被，拉好床头两角，拉平直后折成方块，再将盖被居中靠床头；将枕头整理好放在盖被上。其余用物收拾后放于置物架（置物车）上。

注意事项

1.操作中注意省力，姿势正确，动作轻柔、敏捷。

2.避免大幅度抖动床单、盖被，以免尘埃飞扬。

为卧床病患更换床上用品

操作准备

1.物品准备：置物架（置物车），床刷，刷套，水盆2个（分别盛装洁净、污染的刷套），清洁床上用品（含床单、被套、枕套），污衣袋。

2.陪护员准备：着装整洁，洗净双手，必要时佩戴口罩。

操作步骤

步骤1　沟通

向病患解释，取得配合。

步骤2　更换床单

（1）将物品按使用顺序码放在床尾椅子上（上层床单、中层被套、下层枕套）。

（2）陪护员站在床的右侧，一手托起病患头部，一手将枕头平移向床的左侧，协助病患翻身侧卧至床的左侧（背向陪护员）。有床挡的应拉起，如无床挡，翻身后病患应距离床边10 cm以上，从床头至床尾快速松开近侧床单，向上卷起直至病患身下，如图3-4所示。

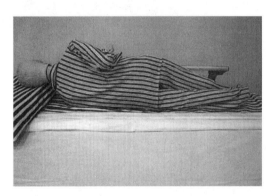

图3-4　协助病患翻身侧卧

（3）取清洁床单，床单的纵向中线对齐床中线，展开近侧床单平整铺于床褥上，余下的一半塞于病患身下。分别将近侧床单的床头、床尾部分反折于床褥下，绷紧床单，再将近侧下垂部分的床单平整折于床褥下。

（4）将枕头移至近侧，协助病患翻转身体侧卧于清洁大单上（面向陪护员）。要求同前，转至床对侧，从床头至床尾松开床单，将床单向上卷起，再将污床单从床头、床尾向中间卷起，放入污衣袋内。清扫褥垫上的渣屑，撤下刷套，放在另一个水盆中。

（5）拉平病患身下的清洁床单，平整铺于床褥上。协助病患平卧于床中线上。

步骤 3 更换被套

（1）站在床右侧，将盖于病患身上的棉被两侧及被尾展开。打开被套被尾开口端，一手揪住被套边缘，一手伸入被套中分别将两侧被胎向中间对折；将被胎以"S"形从被套中撤出，折叠置于床尾，被套仍覆盖在病患身体上。

（2）取清洁被套平铺于污被套上，被套中线对准床中线。被套的被头部分置于病患颈部。打开清洁被套被尾开口端，一手抓住棉胎被头部分将棉胎装入清洁被套内，在被套内将棉胎向两侧展开。从床头向床尾方向翻卷，撤出污被套，放入污衣袋内。

（3）将棉被纵向两侧分别内折于病患身旁，被尾向内反折至整齐。

步骤 4 更换枕套

托起病患头部，撤出枕头。将枕芯从枕套中撤出，将污枕套放入污衣袋内。取清洁枕套反转内面朝外，双手伸进枕套内撑开，揪住两内角。抓住枕芯两角，反转枕套套好。托起病患头部，将枕头放置于病患头部下方的适宜位置。

步骤 5 整理用物

开窗通风，洗净双手。将更换的床上用品统一洗涤、消毒、晾干备用。

注意事项

1. 协助病患翻身侧卧时，应防止病患发生坠床。必要时使用床挡。

2. 一床一刷套，不可重复或交叉使用。更换被套时，避免遮住病患口鼻。

3. 操作动作轻稳，不要过多暴露病患身体，以免其受凉。

衣裤更换

技能要求

协助病患更换衣裤

操作准备

1.物品准备：清洁的衣裤、污衣袋。

2.陪护员准备：着装整洁，洗净双手，必要时佩戴口罩。

操作步骤

步骤1 沟通

向病患解释，以取得配合。

步骤2 更换上衣

（1）更换开襟上衣

1）掀开盖被，解开病患的上衣纽扣，一手扶住其肩膀，另一手扶住其髋部，协助其翻身侧卧，脱去一侧衣袖（遇病患一侧肢体不灵活时，应卧于健侧，患侧在上，先脱患侧）。

2）取清洁开襟上衣，穿好一侧（患侧）的衣袖，其余部分（清洁的和被更换的上衣）平整地铺于病患身后，如图3-5所示。

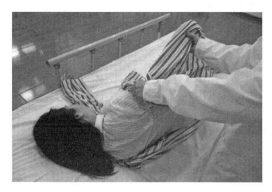

图 3-5　更换开襟上衣

3）协助病患取平卧位，从病患身下拉出清洁的和被更换的上衣，脱下被更换的上衣至污衣袋，穿好清洁上衣的另一侧衣袖（健侧），扣好纽扣。

（2）更换套头上衣

1）将病患套头上衣的下端向上拉至胸部，一手托起病患头部，另一手从背后向前脱下衣身部分；然后一手扶住病患肩部，另一手拉住近侧袖口，脱下一侧衣袖，同法脱下另一侧衣袖。将脱下的套头衫放至污衣袋。

2）辨别套头衫前后面，陪护员一手从衣袖口处伸至衣身开口处，握住病患手腕，将衣袖套入病患手臂，同法穿好另一侧。再一手托起病患头部，另一手握住衣身背部的下开口至领口部分，套入头部。将病患套头衫衣身向下拉平，整理衣服至平整。

步骤3　更换裤子

（1）为病患松开裤带、裤扣。协助病患身体左倾，将裤子右侧部分向下拉至臀下，再协助病患身体右倾，将裤子左侧部分向下拉至臀下。

（2）叮嘱能够配合的病患屈膝，两手分别拉住病患两侧裤腰部分向下脱至膝部，抬起一侧下肢并脱去该侧裤腿。用同样方法脱去另一侧裤腿。将脱下的裤子放至污衣袋。

（3）取清洁裤子，辨别前后及正反面。左手从裤腿口套入至裤腰开口，轻握病患脚踝，右手将裤腿向病患大腿方向提拉。用同样方法穿上另一条裤腿。

（4）两手分别拉住两侧裤腰部分向上提拉至病患臀部。

（5）协助病患身体左倾，将右侧裤腰部分向上拉至腰部，再协助病患身体右倾，将裤子左侧部分向上拉至腰部。系好裤带、裤扣。

步骤4　整理用物

协助病患取舒适卧位，确保衣裤穿着舒适，整理床单元，为病患盖好盖被。

注意事项

动作轻柔快捷，避免病患受凉。

口腔清洁

技能要求

协助病患刷牙

操作准备

1.物品准备：牙刷、牙膏、水杯、毛巾、治疗巾、水盆、温水，必要时准备润唇膏。

2.陪护员准备：着装整洁，洗净双手，必要时佩戴口罩。

操作步骤

步骤1 沟通

向病患解释，以取得配合。

步骤2 摆放体位

协助病患取坐位，将治疗巾铺在病患面前，放稳水盆。

步骤3 指导刷牙

在牙刷上挤好牙膏，水杯中盛清水 2/3 杯，递给病患水杯以及牙刷，叮嘱病患身体前倾，先饮一小口温水漱口湿润口腔，再进行刷牙。刷牙时间不少于 3 min，刷牙完毕，含温水再次漱口，用毛巾擦净病患口角水迹。若唇部过于干燥，可涂抹润唇膏。

步骤 4　整理用物

撤去用物，根据病患需要保持坐位或变换其他体位。

注意事项

1. 每天至少刷牙 2 次，晚上睡前刷牙尤为重要。病患如有牙龈萎缩，易发生食物嵌塞，可适当增加刷牙次数，建议早、晚和餐后刷牙。

2. 病患最好使用软毛牙刷；含氟牙膏可降低龋齿的发病率并能促进根面龋的再矿化，故应提倡病患使用含氟牙膏。

3. 刷牙后，用清水多次冲洗牙刷，并将刷毛上的水甩干，放置于通风处充分干燥，不应将牙刷放在玻璃管或金属盒中，也不可把牙刷头倒置于水杯内。

特殊口腔护理

操作准备

1. 物品准备：吸管、水杯、漱口液（按病情准备），口腔护理包（弯盘、治疗碗、弯止血钳、镊子、压舌板、棉球、治疗巾）、手电筒、棉签、口腔外用药（按需准备，如液状石蜡），必要时备开口器。

2. 陪护员准备：着装整洁，洗净双手，必要时戴口罩、乳胶手套。

操作步骤

步骤 1　沟通

向病患解释，以取得配合。

步骤 2　摆放体位

（1）协助病患取侧卧位或仰卧位，头侧向陪护员。

（2）将治疗巾铺在病患颌下及胸前部位，将弯盘或治疗碗置于口角旁。

步骤 3　检查

观察口唇、口角，嘱病患张口（对不能张口者，可使用开口器）。陪护员一手拿手电筒，另一手用压舌板轻轻撑开病患颊部，如图 3-6 所示。观察口腔黏膜有无炎症、出血、溃疡等。对长期使用激素、抗生素者，要注意有无真菌感染。有活动义齿者，要将义齿取下。

步骤 4　协助漱口

漱口时嘱病患将少量漱口液含入口内（可用吸管吸取），紧闭嘴唇，上下唇稍微鼓起，使液体通过牙间隙区轻轻加压，然后鼓动两颊及唇部，使漱口液能在口腔内充分地接触牙面、牙龈及黏膜表面，同时运动舌，使漱口液能自由地接触牙面与牙间隙区。利用水力反复多次冲洗滞留在口腔各处的碎屑和食物残渣，然后将漱口液吐出。

步骤5 擦拭口腔

用镊子夹取浸湿的干净棉球，镊子与弯止血钳绞棉球至不滴水。手持夹取棉球的镊子擦拭病患口腔，如图3-7所示。

依次擦拭对侧上下牙外侧面，由后向前直至门齿，纵向擦拭，同法擦洗近侧外侧面。嘱病患张开上下齿，擦拭对侧上颌牙内侧面、上颌牙咬合面、下颌牙内侧面、下颌牙咬合面，擦拭对侧颊部，同法擦拭近侧。最后擦拭硬腭部及舌面、舌下。

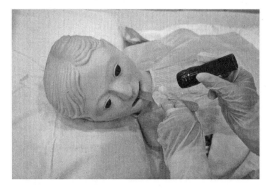

图3-6 检查口腔

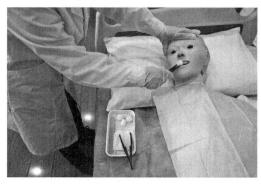

图3-7 擦拭口腔

步骤6 再次观察

擦拭后观察口腔，如有溃疡、真菌感染，酌情用棉签涂药于患处，口唇干裂可涂擦液状石蜡或润唇膏。

步骤7 整理

整理床单元，协助病患取舒适体位。整理、撤除、消毒用物后放回原处备用。

注意事项

1.动作轻柔，避免金属器械碰到牙齿而损伤黏膜及牙龈。

2.对昏迷病患应当注意棉球干湿度，禁止漱口。

3.对牙关紧闭、不能自行张口的病患使用开口器时，应从臼齿处放入，不可使用蛮力。

4.擦拭口腔时要夹紧棉球，避免落入病患口中。棉球以不滴水为宜。

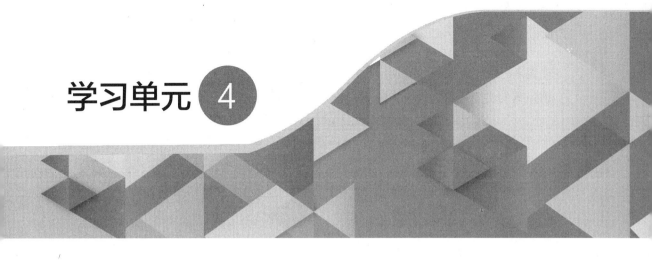

学习单元 ④

头发清洁

技能要求

协助病患梳头

操作准备

1. 物品准备：梳子、治疗巾、30% 酒精（乙醇）或温水、纸袋。
2. 陪护员准备：着装整洁，洗净双手，必要时佩戴口罩。

操作步骤

步骤 1　沟通
向病患解释梳头的目的、方法、配合要点及注意事项。

步骤 2　协助摆放体位
自理病患取坐位；不能自理病患取平卧位，头偏向一侧。

步骤 3　梳发
将治疗巾铺于病患肩部，避免碎发和头屑掉落在枕头和被单上。头发从中间梳向两边，左手握住一股头发，由发梢一段一段梳到发根。长发遇到打结时，可将头发绕在食指上慢慢梳理，避免强行梳拉，造成病患疼痛。如头发已结成团，可用 30% 酒精或温水略微湿润后，再小心梳理。另一侧用同样的方法梳理。

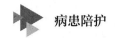

步骤4　整理用物

将掉落的头发放进纸袋里，撤去治疗巾，协助病患取舒适体位，洗手。

注意事项

1. 避免强行梳拉，造成病患疼痛。

2. 注意观察病患反应，并做好心理陪护。

为病患坐位洗发

操作准备

1. 物品准备：毛巾、杯子、洗发液、护发素、梳子、干发帽、水壶（内盛温水）、水盆、吹风机、方凳等。

2. 陪护员准备：着装整洁，洗净双手，必要时佩戴口罩。

操作步骤

步骤1　评估与沟通

评估头发卫生情况，向病患解释洗发的目的、方法、注意事项和配合要点。

步骤2　摆放体位

协助病患取坐位，颈肩围上毛巾，面前方凳上放置水盆，叮嘱并协助病患双手扶稳盆沿，低头闭眼，头部位于水盆上方。

步骤3　协助洗发

（1）松开头发并梳通，将水壶里的温水倒入水盆，一手持杯子将温水缓慢倾倒在头发上，另一手揉搓头发直至全部淋湿。为头发涂上洗发液，由发际至脑后部反复揉搓，同时用指腹轻轻按摩头皮；用温水冲洗头发，直至干净。

（2）使用护发素，将护发素从发梢涂抹至头发2/3的地方，轻轻揉搓3~5 min，用温水冲洗干净。

（3）取下颈部毛巾，擦去头发上的水，取下耳内棉球，用干发帽包裹头发。

（4）解下干发帽，用吹风机吹干头发，最后视情况用梳子将头发梳理整齐。

步骤4　整理用物

倾倒污水，用物放回原处备用，洗手。

注意事项

1. 在为病患洗发时，应运用人体力学原理，身体尽量靠近床边，保持良好姿势，避免劳累。

2. 洗发过程中，观察并询问病患有无不适，以便及时调整操作方法。

3. 操作要轻快，减少病患的不适和疲劳；防止水流入眼睛、耳内或打湿衣服。

为病患卧位洗发

操作准备

1. 物品准备：简易洗发器、污水桶、大毛巾、中毛巾、棉球、杯子、洗发液、护发素、梳子、干发帽、水壶（内盛温水）、水盆、吹风机等。

2. 陪护员准备：着装整洁，洗净双手，必要时佩戴口罩。

操作步骤

步骤 1　评估与沟通

评估头发卫生情况，向病患解释洗发的目的、方法、注意事项和配合要点。

步骤 2　安置体位

协助病患仰卧，移枕于肩下，嘱病患屈膝，可垫膝枕于两膝下，使病患体位安全舒适。

步骤 3　协助洗发

（1）将大毛巾垫于枕上，松开病患衣领反折于内，将中毛巾铺于颈部，以别针固定，保护床单、枕头、衣服不被沾湿。

（2）置简易洗发器于病患头下，使颈部枕于突起处，头部在槽中，下方接污水桶。

（3）用棉球塞住病患两耳，嘱其闭上眼睛。

（4）松开头发并梳通，将水壶里的温水倒入槽中，一手持杯子将温水缓慢倾倒在头发上，另一手揉搓头发直至全部淋湿。给头发涂上适量洗发液，由发际至脑后部反复揉搓，同时用指腹轻轻按摩头皮。一手抬起头部，另一手洗净脑后部头发；使用梳子除去落发，用温水冲洗头发，直至干净。

（5）使用护发素，将护发素从发梢涂抹至头发 2/3 的地方，轻轻揉搓 3～5 min，用温水冲洗干净。

（6）取下颈部毛巾，擦去头发上的水，取下耳内棉球，用干发帽包裹头发。

（7）撤去简易洗发器，协助病患卧床休息，枕上枕头。

（8）解下干发帽，用吹风机吹干头发，最后视情况用梳子将头发梳理整齐。

步骤 4　整理用物

倾倒污水，用物放回原处备用，洗手。

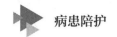

注意事项

1. 在为病患洗发时，应运用人体力学原理，身体尽量靠近床边，保持良好姿势，避免劳累。

2. 洗发过程中，观察并询问病患有无不适，以便及时调整操作方法。

3. 操作要轻快，减少病患的不适和疲劳；防止水流入眼睛、耳内或打湿棉被。

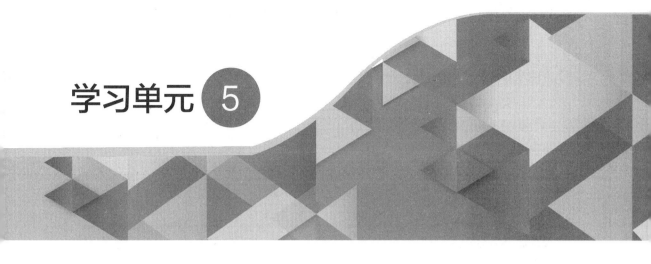

学习单元 ⑤

身体清洁

🎙️ 技能要求

协助病患清洁面部和四肢

操作准备

1.物品准备：脸盆、洗脚盆（内有洗脚毛巾）、小方巾、毛巾（2条）、洗面奶、香皂、保湿面霜、润肤油、水壶（内盛温水）。

2.陪护员准备：着装整洁，洗净双手，必要时戴口罩、乳胶手套。

操作步骤

步骤1 沟通

携带用物至病患床旁，将脸盆放在床旁椅子上。向病患解释准备洗漱，以取得配合。病患取坐位或卧位。

步骤2 协助洗脸

将毛巾围在病患胸前，一手扶住病患肩部，另一手用清水将病患面部打湿并涂擦洗面奶，反复多次用清水将病患面部洗面奶洗净，取小方巾擦干面部，涂抹保湿面霜。

步骤3 协助洗四肢

（1）牵拉病患一侧手臂于脸盆上，用水打湿，涂擦香皂，反复多次用水将病患手

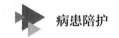

臂皂液洗净并擦干。同法清洗并擦干另一侧手臂。

（2）在洗脚盆内，倒入适量温水，移至病患足部，清洗并擦干病患双足，方法同上。

（3）视情况为病患四肢涂擦润肤油。

步骤4　整理用物

倾倒污水，抖落毛巾上的头屑及脱落的头发；分别清洗小方巾和毛巾，晾干备用。

注意事项

1. 水温不可过热，以防烫伤。

2. 水盆摆放平稳，避免打湿被褥和衣物。

3. 不同身体部位的清洁应使用不同的毛巾，洗脚的水盆、毛巾应专用。

协助病患淋浴

操作准备

1. 环境准备：调节浴室温度在 24～26 ℃，关闭门窗，放好洗澡椅，地面放置防滑垫。

2. 物品准备：毛巾、小方巾、干发帽、浴巾、沐浴液、洗发液、洗面奶、清洁衣裤、污衣袋、洗澡椅、防滑拖鞋、防滑垫、水盆（内有洗脚毛巾）、梳子、吹风机等。

3. 陪护员准备：更换短袖上衣、短裤，洗净双手。

操作步骤

步骤1　沟通

向病患解释，取得病患的配合，告知如有需要可以呼喊或使用信号铃，不得用湿手触碰电源开关，贵重物品妥善保管。

步骤2　协助脱衣裤

携带用物，嘱病患穿好防滑拖鞋入浴室，浴室不应锁门，可在门外挂牌示意，如有需要，协助病患脱去衣裤。将脱下的衣裤放进污衣袋。

步骤3　清洗

注意病患入浴时间，若时间过久应予询问，防止发生意外。如病患需要，可协助其完成淋浴。具体方法如下。

（1）病患坐于洗澡椅上，取合适坐位，双脚泡在放有洗脚毛巾的盆中。

（2）洗发。毛巾盖于身上，避免着凉，病患头靠于椅背，使用坐位法清洗头发。

（3）清洗身体及面部。手持花洒淋湿病患身体，由上至下涂抹沐浴液，涂擦颈部、耳后、胸腹部、双上肢、背部、双下肢，轻轻揉搓肌肤。然后擦洗会阴及臀下，用专用毛巾清洗双足。陪护员冲净双手，取少量洗面奶为病患清洁面部，再用花洒将面部及全身沐浴液冲洗干净。

步骤 4　擦干更衣

陪护员用小方巾迅速擦干病患面部，戴好干发帽，用浴巾擦干其身体。协助病患更换清洁衣裤（一侧肢体活动障碍时，应先穿患侧，再穿健侧）。解开干发帽，用梳子梳通，用吹风机吹干并适当造型，搀扶或用轮椅运送病患回卧室休息。

步骤 5　浴后整理

将用物放回原处，开窗通风，擦干浴室地面。

注意事项

1. 浴室地面应放置防滑垫，叮嘱病患穿着防滑拖鞋，以防病患滑倒。

2. 先调节水温再协助病患洗浴。调节水温时，先开冷水再开热水。

3. 病患淋浴时间不可过长，水温不可过高，以免发生头晕等不适。

4. 淋浴应安排在病患进食 1 h 后，以免影响消化吸收。

5. 淋浴过程中，病患如有不适，应迅速结束操作，并告知医护人员。

为病患床上擦浴

操作准备

1. 环境准备：环境整洁，温湿度适宜，必要时用屏风遮挡。

2. 物品准备：浴巾、小方巾、毛巾（3 条）、水盆（3 个）、热水壶（内盛温水）、污水桶、沐浴液或香皂，必要时备尿垫和纸尿裤。

3. 陪护员准备：着装整洁，洗净双手，必要时戴口罩、乳胶手套。

操作步骤

步骤 1　沟通与评估

评估病患身体状况、疾病情况，判断是否适宜床上擦浴。若病患神志清楚，应征得其同意，以取得配合。备齐用物携至床旁（多人同住一室时，用屏风遮挡）。

步骤 2　擦浴

（1）头面部。陪护员把小方巾蘸湿后包裹在手上成手套状，按照眼睛（由内眼角至外眼角）—前额（以中间为界沿发迹由内至外）—面颊—鼻子（由上至下）—唇—下巴—耳朵—颈部的顺序擦拭，以同样的顺序和方法用清水擦拭第二遍。

（2）胸腹部。解开病患的衣服纽扣，把毛巾蘸湿后包裹在手上成手套状，根据擦拭部位露出病患胸腹部。按照胸部上方（放射状）（见图3-8）—胸部（从中间往外）—腹部（以肚脐为中心螺旋式）的顺序手法擦拭。脱掉病患的衣服，放至污衣袋。从腕关节往上擦拭手臂，先对侧后近侧，分别用香皂水（或沐浴液水）及清水擦拭，注意把香皂水（或沐浴液水）擦干净。然后把病患的双手放在水中浸泡清洗。

（3）背部。协助病患翻身，尽量不要使病患的身体靠在床的边缘，从肩部开始往下擦至背的中间位置（见图3-9），上半部分擦完后，再从尾椎骨的底端开始往上擦至中间部分，从臀部的最顶点开始以按摩的方式擦，或是以外"八"字的方式由里向外擦，分别用香皂水（或沐浴液水）及清水擦拭。

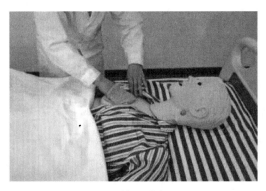
图 3-8　擦拭胸部上方

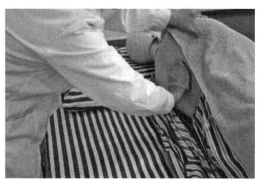
图 3-9　擦拭背部

（4）双下肢及双足。更换水盆、清水和毛巾，脱下患者裤子，在其隐私部位盖上浴巾，从踝关节处往上擦。先对侧后近侧，分别用香皂水（沐浴液水）及清水擦拭，把病患的双脚放置在清水中浸泡清洗，然后擦干，将病患的裤子提至膝关节。

（5）会阴部。更换水盆、清水和毛巾，帮病患擦拭会阴部。擦拭时一般从前至后、由外至里，也可以用棉签蘸水后擦拭局部。为失禁病患擦拭会阴部时应垫好尿垫，并在擦拭后及时为其穿上纸尿裤。

步骤3　整理

将用物放回原处；刷洗水盆；清洗小方巾和毛巾，晾干备用；擦干地面水渍。

注意事项

1.擦浴过程中，动作要轻稳，病患身体暴露部位要及时遮盖，以防着凉。

2.及时更换温水，注意调节水温。擦洗过程中，观察病患反应，如出现寒战、面色苍白等情况，要立即停止擦浴并进行保暖，必要时通知医护人员。

3.清洗足部、会阴部应使用不同的水盆和毛巾，注意专盆专巾专用。

为卧床女性清洁会阴

操作准备

1. 环境准备：环境整洁，温湿度适宜，必要时用屏风遮挡。

2. 物品准备：冲洗壶（内盛温水）、专用毛巾、尿垫、浴巾、便盆、纸尿裤。

3. 陪护员准备：着装整洁，洗净双手，戴口罩、乳胶手套。

操作步骤

步骤1　沟通

向病患解释会阴冲洗的目的及方法，以取得配合。

步骤2　摆放体位

掀开病患近侧盖被下端，在其臀下尿垫上放置便盆，协助病患取仰卧屈膝位。寒冷时盖被遮盖远侧肢体，浴巾遮盖近侧肢体。

步骤3　冲洗、擦干会阴

（1）一手持冲洗壶，另一手拿毛巾，边冲边擦洗会阴部，从阴阜向下冲洗擦拭至肛门部以及大腿两侧腹股沟。

（2）撤去便盆，用毛巾擦干会阴部，并检查会阴部皮肤状况。更换尿垫和纸尿裤，撤下浴巾，为病患盖好盖被。

步骤4　整理

整理床单元，倾倒便盆，刷洗消毒备用。用物放回原处。

注意事项

1. 便盆不可硬塞于病患臀下，以免挫伤骶尾部皮肤。

2. 冲洗时缓慢倒水，避免打湿被褥。

3. 擦拭的毛巾应专用。

💡 思考题

1. 简述为卧床病患更换床上用品的方法。

2. 简述协助病患更换衣裤的方法。

3. 简述协助病患口腔清洁的方法。

4. 简述协助病患头发清洁的方法。

5. 简述协助病患身体清洁的方法。

培训任务 4

排泄陪护

排泄常规陪护

知识要求

一、影响病患排泄的因素

1. 生理

婴幼儿大脑发育不完善，对排泄初级中枢的抑制能力较弱，所以排泄不受意识控制。而随着年龄的增加，腹壁肌肉张力下降，胃肠蠕动减慢，膀胱逼尿肌和肛门括约肌松弛导致膀胱肠道控制能力下降而出现排泄功能的异常。孕妇因孕期增大的子宫压迫膀胱出现尿频。老年男性多见前列腺增生性的问题，易出现尿潴留。

2. 心理

心理因素是影响排泄的重要因素。情绪紧张、焦虑时会出现尿潴留、尿频、尿急，甚至尿失禁。肠蠕动增加容易出现腹泻现象。

3. 社会文化

排便与排尿都属于个人隐私，缺乏隐蔽性环境时会造成个人排便与排尿障碍。

4. 饮食与活动

大量饮水或食用含水量多的水果、蔬菜后可致尿量增加，粪便体积增加。而食用过咸食物易引起水钠潴留，可使尿量减少。食用低纤维饮食则使粪团的体积减小，趋向于减少排便反射，易致便秘。长期卧床或缺乏运动会导致肌张力下降，无力或萎缩的腹肌及盆腔肌肉无法有效地增加腹内压而协助排便，也影响粪便在肠道内运行，造成水分吸收过多，粪便干硬不易排出。

5. 疾病与治疗

泌尿系统的肿瘤、结石、狭窄可导致尿潴留，神经系统的病变可能导致尿失禁，利尿剂的使用可增加尿量，止痛剂或镇静剂可抑制中枢神经系统而干扰排尿腹部，肛门术后由于麻药作用和伤口疼痛导致排便困难。

二、排泄的正常生理特点

1. 正常尿液的性状、颜色与量

成人 24 h 尿量正常为 1 000 ~ 2 000 mL，日间排尿 3 ~ 5 次，夜间 0 ~ 2 次。每次尿量 200 ~ 400 mL。外观呈淡黄色至深黄色，澄清透明，放置后有少许沉淀。摄入部分食物或药物时，尿液颜色会有变化，停止进食或用药后自行恢复，属于正常生理变化。

2. 正常粪便的性状、颜色与量

成人粪便柔软成形，一般成人每日排便 1 ~ 2 次，平均 150 ~ 200 g。排便量与食物摄入量、食物类型、液体摄入量、排便频次、消化吸收能力等有关。一般来说，进食粗粮、大量蔬菜者，粪便量大；进食肉食、细粮时，粪便量小。

三、二便标本采集的原则与目的

1. 标本采集的原则

（1）依据目的和医务人员要求采集标本。

（2）采集前根据检验目的选择合适的容器。

（3）标本采集时间、采集量和采集方法要准确。

（4）采集标本前要认真核对姓名、床号、标本名称。

（5）标本采集后要及时送检。

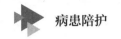

2. 采集二便标本的目的

采集病患尿液标本常用于常规体检，检查有无泌尿系统感染、出血，有无分泌系统、免疫系统及肾脏等器官病变。采集病患粪便标本常用于常规体检，检查有无消化道系统感染、出血、肠道寄生虫、肠道传染性疾病等。

技能要求

协助病患如厕

操作准备

1.物品准备：卫生纸、湿巾纸。

2.陪护员准备：着装整洁，洗净双手，必要时戴口罩、乳胶手套。

操作步骤

步骤1 使用轮椅推行或搀扶病患进入卫生间，协助其转身面对陪护员，让其双手扶住坐便器旁扶手站立。

步骤2 陪护员一手搂抱病患腋下（或腰部），另一手协助病患脱下裤子。然后双手环抱病患腋下，协助病患缓慢坐于坐便器上，嘱病患双手扶稳扶手进行排便。

步骤3 病患便后自己擦净肛门，或身体前倾由陪护员协助用湿巾纸和卫生纸擦净肛门。病患借助扶手支撑身体（或陪护员协助病患）起身，病患自己（或陪护员协助）穿好裤子。按压坐便器冲水开关。

步骤4 用轮椅推行或搀扶病患回房间休息，卫生间通风换气，清洗消毒坐便器。

注意事项

1.卫生间设有坐便器并有扶手，或使用简易坐便器并配有助行器代替扶手，方便病患坐下和站起。

2.卫生用品应放置在病患伸手可以拿取的位置，但不妨碍病患行走及活动。

3.保持卫生间地面整洁，环境舒适，无刺激性气味。

便盆与尿壶使用

操作准备

1.环境准备：环境整洁，温湿度适宜，必要时用屏风遮挡。

2.物品准备：便盆或尿壶、一次性护理垫（或尿垫）、浴巾、卫生纸，需要时准备温水、水盆、毛巾。

3.陪护员准备：着装整洁，洗净双手，戴口罩、乳胶手套。

操作步骤

步骤1 沟通与准备

询问病患是否有便意，向病患解释以取得配合，用屏风遮挡或拉起窗帘，协助病患脱裤。

步骤2 放置便盆或尿壶

（1）放置便盆

1）仰卧位放置便盆法。陪护员嘱咐病患配合屈膝、抬高臀部，同时一手托起病患的臀部，另一手将一次性护理垫垫于病患臀下。再次嘱咐病患配合屈膝、抬高臀部，同时一手托起病患的臀部，另一手将便盆放置于病患的臀下。为防止病患排尿溅湿盖被，可在会阴上部覆盖一张一次性护理垫。为病患盖好浴巾。

2）侧卧位放置便盆法。不能自主抬高臀部的病患，陪护员先帮助病患侧卧，掀开下身盖被，露出病患的臀部，将一次性护理垫垫于病患腰及臀下，再将便盆放于病患臀部下方，协助病患恢复平卧位，在会阴上部覆盖一张一次性护理垫。为病患盖好浴巾。

（2）放置尿壶

1）女性病患。陪护员协助女性病患取仰卧位，掀开下身盖被折向远侧，协助其脱下裤子至膝部，嘱咐其配合屈膝、抬高臀部，同时一手扶起女性病患的臀部，另一手将一次性护理垫垫于其臀下，嘱咐其屈膝，双腿成"八"字形分开。陪护员手持尿壶，将开口边缘贴紧女性病患阴部，盖好浴巾，如图4-1所示。

2）男性病患。协助男性病患面向陪护员侧卧，嘱咐其双膝并拢，将其阴茎插入尿壶接尿口，用手握住尿壶把手固定，盖好浴巾，如图4-2所示。

步骤3 撤去便盆/尿壶，清洁皮肤

陪护员一手扶稳便盆/尿壶一侧，另一手协助病患侧卧，取出便盆/尿壶放于地上。取卫生纸为病患擦净肛门。需要时用温水清洗肛门及会阴部并擦干。撤去一次性护理垫。

步骤4 整理

协助病患穿好裤子，取舒适卧位，整理床单元。开窗通风。倾倒粪便或尿液，清洗消毒便盆/尿壶，晾干备用。

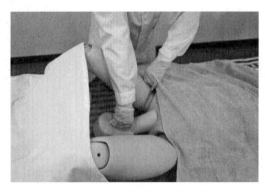

图 4-1 为女性病患放置尿壶

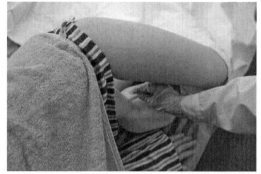

图 4-2 为男性病患放置尿壶

注意事项

1. 使用便盆或尿壶前检查其是否完好与清洁。

2. 协助病患排泄时，避免长时间暴露病患身体，避免受凉。

3. 使用便盆或尿壶后，应及时倾倒并清洗消毒，避免污渍附着。

4. 动作轻柔，放置便盆或尿壶时不可硬塞硬拉，以免损伤病患皮肤。

为病患更换尿垫或纸尿裤

操作准备

1. 环境准备：环境整洁，温湿度适宜，必要时用屏风遮挡。

2. 物品准备：尿垫 / 纸尿裤、卫生纸、水盆（内盛温水）、毛巾、垃圾桶。

3. 陪护员准备：着装整洁，洗净双手，戴口罩、乳胶手套。

操作步骤

步骤 1 沟通

检查并向病患解释需要更换尿垫 / 纸尿裤，以取得配合。

步骤 2 更换尿垫 / 纸尿裤

（1）将用物放在床旁座椅上，掀开病患下身盖被，解开其身上纸尿裤粘扣，将前片从两腿间后撤，协助病患侧卧。

（2）将身下污染的尿垫 / 纸尿裤向侧卧方向折叠。

（3）取温湿毛巾擦洗会阴部，观察病患会阴部以及臀部皮肤情况，做好干燥护理。

（4）将清洁的尿垫一半平铺、一半卷折；清洁纸尿裤打开平铺，向下展开上片。翻转病患身体使其平卧，撤下污染的一次性尿垫和纸尿裤放入专用污染桶，整理拉平清洁的尿垫/纸尿裤，从两腿间向上兜起纸尿裤前片，整理纸尿裤大腿内侧边缘至服帖，将前片两翼向两侧拉紧，后片粘贴。

步骤 3　整理

整理床单元，开窗通风，清洗毛巾，刷洗水盆，晾干备用。

注意事项

1. 按时检查尿垫/纸尿裤浸湿情况，根据尿垫/纸尿裤吸水锁水的能力进行更换，防止发生纸尿裤疹以及压疮。

2. 当病患患有传染性疾病时，撤下的尿垫/纸尿裤应放入医疗废物垃圾桶，作为医用垃圾集中回收处置。

协助取标本

操作准备

1. 物品准备：清洁、干燥、粘贴标签的便标本盒，化验单，便盆。

2. 陪护员准备：着装整洁，洗净双手，戴口罩、乳胶手套。

操作步骤

步骤 1　沟通

向病患解释采集标本的内容、目的、要求，以取得配合。

步骤 2　采集大便标本

（1）对能自理的病患，可将标本盒交给病患，向其讲解留取大便标本的方法。即在排便后，用棉签取少量（约蚕豆大小）感觉异常（如稀水样、黏液样、柏油样等）的粪便放入标本盒，盖上盒盖。

（2）对不能自理的病患，由陪护员协助病患使用便盆排便，留取大便标本方法同上。

步骤 3　整理

为病患整理床铺，倾倒便盆，刷洗、消毒、晾干备用。将大便标本连同化验单一起送至化验室。

注意事项

1. 病患发生腹泻时，应留取带有黏液或脓血部分的粪便；如为水样便，应使用大口径玻璃容器盛装送检。

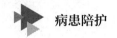

2. 如检查项目为寄生虫卵，应取不同部分的粪便适量，送检。

3. 如检查项目为阿米巴原虫，在采集前先用热水将便器加温后，再叮嘱病患排便于盆内，便后立即送检。

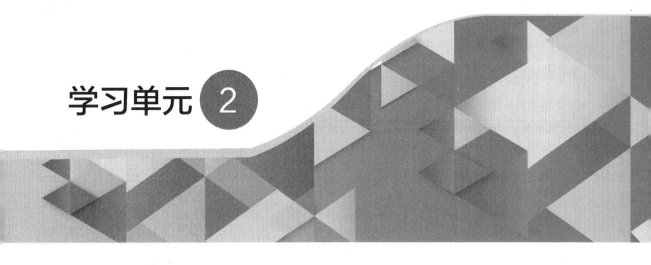

学习单元 ②

排泄异常陪护

知识要求

一、排泄异常的观察

1. 病患二便异常性状观察

（1）尿液颜色异常的观察

1）肉眼血尿。尿液呈洗肉水样，多见于泌尿道感染、膀胱肿瘤、尿路结石等。

2）血红蛋白尿。尿液呈浓茶色、酱油色，多见于肾梗死、溶血性疾病、败血症等。

3）胆红素尿。尿液呈深黄色，可见于正常人群，也可见于梗阻性黄疸、血液疾病患者。

（2）粪便异常的观察

1）排便次数。通常每天排便超过3次或每周少于2次为异常。

2）性状与软硬度。便秘时粪便坚硬，呈团块状；消化不良或急性肠炎时常为稀便或水样便；不全性肠梗阻或直肠狭窄时，粪便呈扁条状或带状。

3）颜色。柏油样便提示上消化道出血，黯红色血便提示下消化道出血，粪便中混

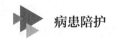

有鲜红色血液一般提示痔疮或肛裂，白陶土色便提示梗阻性黄疸，果酱色便见于肠套叠、阿米巴痢疾，米泔水样粪便见于霍乱、副霍乱。

4）臭味。严重腹泻病患的粪便多有恶臭味，下消化道溃疡或肠道恶性肿瘤病患的粪便多为腐臭味，上消化道出血的柏油便多为腥臭味，消化不良或乳糖不耐受病患的粪便多为酸臭味。

2. 排尿异常的观察（见表 4-1）

表 4-1   排尿异常的观察

类型		表现	原因
尿量异常	多尿	一般指 24 h 内尿量超过 2 500 mL	生理情况多见于大量饮水；病理情况多见于糖尿病、尿崩症、急性肾功能不全（多尿期）等
	少尿	一般指 24 h 内尿量少于 400 mL 或每小时尿量少于 17 mL	发热、液体摄入过少、休克等，心脏、肾脏、肝脏功能衰竭等
	无尿	一般指 24 h 内尿量少于 100 mL 或 12 h 内无尿液	严重休克、急性肾衰竭、药物中毒等
膀胱刺激征		主要表现为尿频、尿急、尿痛。单位时间内排尿次数增多称为尿频；突然有强烈尿意，不能控制需立即排尿称为尿急；排尿时膀胱区及尿道有疼痛感称为尿痛	多由疾病因素导致，且以泌尿系统疾病为多见；非疾病因素包括心理紧张、情绪激动、会阴部外伤、医疗操作等
尿潴留		尿液大量存留在膀胱内而不能自主排出	尿道损伤或狭窄、前列腺增生、老年性膀胱松弛、脊髓损伤以及脊髓麻醉后、结石等
尿失禁	真性尿失禁	膀胱稍有存尿便会不自主地流出，膀胱处于空虚状态	多见于昏迷、截瘫等
	假性尿失禁	又称充溢性尿失禁，即膀胱内储存部分尿液，达到一定压力时，不自主地溢出少量尿液。压力降低时，排尿立即停止	多见于腰骶部外伤后
	压力性尿失禁	当咳嗽、打喷嚏或运动时腹肌收缩，腹内压升高，不自主地排出少量尿液	膀胱括约肌张力降低、盆底肌松弛等，多见于中老年女性

3. 排便异常的观察（见表 4-2）

排便异常的观察

类别	定义	表现	原因
便秘	正常排便形态改变，排便次数减少，排出干硬的粪便，伴有排便不畅、排便困难	腹胀、腹痛、食欲缺乏、消化不良等	排便习惯不良、长期滥用缓泻剂、长期灌肠、长期卧床或活动减少、某些疾病等
粪便嵌顿	粪便长时间滞留堆积在直肠内，坚硬不能排出	有便意伴肛门疼痛，腹部胀痛，肛门处有少量液化的粪便排出，但不能排出粪便	便秘未能及时解除，粪便滞留直肠内，水分被肠道吸收，同时有新的粪便进入，使粪便团块变大变硬，无法排出
腹泻	正常排便形态改变，频繁排出稀便或水样便，伴有便次增多	腹痛，肠鸣，伴有恶心、呕吐、乏力等现象，粪便松散或呈水样	急性腹泻常因饮食不当或不洁、情绪紧张或焦虑，慢性腹泻常因功能性消化不良、使用缓泻剂不当等
排便失禁	肛门括约肌不受意识控制而不自主地排便	不自主地排便	中枢性瘫痪、肠道疾病、腹泻、精神障碍等
肠胀气	胃肠道内有过量气体积聚，不能及时排出	腹胀，或伴有腹痛、呃逆，肛门排气增多	食入过量产气食物，肠蠕动减少，肠梗阻或肠道术后等

二、排泄异常的陪护

1. 尿失禁的陪护

（1）消除病患紧张和焦虑情绪。

（2）经常用温水清洗会阴部皮肤，勤换衣裤、床单、尿垫等，以保持局部皮肤清洁干燥，减少异味。定时按摩受压部位，防止压疮形成。

（3）对长期尿失禁病患给予留置导尿管持续导尿或定时排尿，可避免尿液浸湿床褥、刺激皮肤发生压疮。

（4）帮助病患拟定排尿时间表，以建立有规律的排尿习惯。开始可每隔 1～2 h 给病患提供便器或蹲厕所让病患排尿，以后逐渐延长排尿间隔时间，以促进排尿功能的恢复。使用便器时，用手按压膀胱，协助排尿，注意用力适度。

（5）指导病患进行盆底肌凯格尔训练。让病患取坐、立或卧位，试做排尿动作。先慢慢收紧盆底肌肉，再缓缓放松，每次 10 s 左右，连续 10 遍，每日进行 5～10 次，以病患感受不疲乏为宜。病情许可的情况下，可做抬腿运动或下床走动，增强腹部肌肉的力量。

2. 尿潴留的陪护

（1）安慰病患，消除其焦虑和紧张情绪，减轻病患的心理压力。

（2）提供隐蔽的环境，关闭门窗，屏风遮挡，使病患能安心排尿。

（3）利用条件反射，如听流水声或用温水冲洗会阴，诱导病患排尿。进行膀胱区的按摩、热敷，放松肌肉，促进排尿。但切记不可强力按压，以防膀胱破裂。

（4）必要时导尿。

3. 便秘的陪护

（1）减轻病患的紧张情绪和思想顾虑，养成定时排便的习惯。提供相对私密的环境，如用屏风、窗帘遮挡，给予足够时间排便。

（2）选取适宜的体位，尽可能采用病患惯用的排便习惯，如采用坐位、升高床头。病情许可时，扶病患下床排便。

（3）对病患进行腹部按摩，用手自右沿结肠解剖位置向左（由近心端向远心端）环形按摩，可促使降结肠内容物向下移动，并可增加腹压，刺激肠蠕动，帮助排便。

（4）正确使用缓泻剂，遵医嘱指导或协助病患正确使用缓泻剂。

（5）正确饮食与运动，食物中应有足够的纤维素，适当食用油脂类食物。帮助病患拟订有规律的活动计划（如散步、做操等），卧床病患可进行床上活动。

（6）必要时灌肠。

4. 粪便嵌顿的陪护

（1）早期可使用栓剂、口服缓泻剂来润肠通便。

（2）必要时，先做油类保留灌肠，2~3 h 后行清洁灌肠。

（3）必要时人工取便。

（4）向病患和家属讲解有关排便的知识，协助建立合理的膳食结构，养成良好的排便习惯，防止便秘。

5. 腹泻的陪护

（1）让病患卧床休息，减少肠蠕动，为病患提供安静、舒适的环境，注意保暖。

（2）鼓励病患多饮水，给予清淡易消化的流质或半流质饮食。腹泻严重应禁食，以避免刺激肠蠕动，减轻肠道负担。忌辛辣、粗纤维和油腻食物摄入。

（3）腹泻时，肛周皮肤受刺激易发生红肿疼痛，表皮脱落。每次便后用软纸轻擦肛门或用温水清洗，酌情在肛门周围涂软膏，以保护局部皮肤。

6. 排便失禁的陪护

（1）做好沟通与心理疏导，告知病患饮食注意事项。

（2）床上铺橡胶单和中单。每次便后，用温水洗净肛门周围及臀部皮肤，及时擦干，保持清洁干燥。必要时，肛门周围涂软膏以保护皮肤，防破损、感染。注意观察骶尾部皮肤的变化，定时按摩受压部位，预防压疮发生。

（3）帮助病患重建控制排便的能力。掌握病患排便规律，定时给便器，饭后及时给便器。

（4）若病情允许，保证每天摄取足量液体。

（5）保持病室清洁、无异味，应定时通风换气。

7. 肠胀气的陪护

（1）指导病患养成良好的饮食习惯，如进食时细嚼慢咽。

（2）去除引起肠胀气的原因，如不吃产气食物和饮料、治疗肠道疾病等。

（3）鼓励病患适当活动。

（4）轻微肠胀气时，可进行腹部热敷或腹部按摩，严重者遵医嘱给予药物治疗或行肛管排气。

技能要求

为留置导尿管的病患更换尿袋

操作准备

1. 环境准备：环境整洁，温湿度适宜，必要时用屏风遮挡。

2. 物品准备：一次性尿袋、碘伏、棉签、别针、笔、记录单、一次性医用单、垃圾桶。

3. 陪护员准备：着装整洁，洗净双手，戴口罩、乳胶手套。

操作步骤

步骤 1　沟通与检查

向病患解释操作目的，取得病患配合。检查病患导尿管有无脱落，尿管是否通畅。

步骤 2　观察与评估

（1）观察尿液颜色。有无红色，评估是否存在血尿情况。

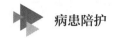

（2）观察性状。尿液是否清亮，是否混浊，评估是否存在泌尿道病变可能。

（3）观察尿量。尿袋上一般有容量刻度，可直接读数确定尿量，记录统计一日尿量。尿量的变化可以反映病患饮水情况以及泌尿系统疾病的变化。

步骤3　排空尿液

打开尿袋末端排尿端口，排空尿袋内余尿。关闭排尿端口，关闭尿管上的开关，防止尿液流入尿袋。

步骤4　更换尿袋

拆开新尿袋，检查新尿袋端口处于关闭状态，放置于床旁。取下需要更换的尿袋，折叠好后放置于旁边一次性医用单上。取下新尿袋引流管口盖帽，用棉签蘸取碘伏消毒尿管下端与尿袋引流管口，将引流管口插入尿管下端。打开尿管引流开关，观察尿液引流情况，用别针将尿袋固定在床旁。关闭尿管引流开关，一般每2~4 h打开尿管引流开关。

步骤5　整理用物

棉签、更换下的尿袋及其他被尿液污染的用物放置于垃圾桶。洗手，整理床单元，做好更换记录。

注意事项

1. 尿袋应定期更换，更换周期可参照说明书。

2. 更换尿袋时应注意观察尿液的颜色、性状和尿量。

3. 保持导尿管通畅，避免受压、扭曲、返折、阻塞导致引流不畅。尿袋末端高度要始终低于病患会阴高度，避免尿液逆流造成感染。

4. 妥善固定尿袋，随时观察尿管有无脱出、漏尿等情况。注意观察留置尿管接触部位的皮肤，如发现局部红肿、破溃等情况，及时联系医务人员。

为肠造瘘病患更换粪袋

操作准备

1. 环境准备：环境整洁，温湿度适宜，必要时用屏风遮挡。

2. 物品准备：干燥粪袋（在有效期内且无破损）、水盆（盛有温水）、棉球、镊子、卫生纸、专用垃圾桶。

3. 陪护员准备：着装整洁，洗净双手，戴口罩、乳胶手套。

操作步骤

步骤 1 沟通与评估

向病患说明操作目的，以取得配合。粪袋内容物超过 1/3 时应将粪袋取下更换。

步骤 2 暴露造瘘口

先协助病患暴露造瘘口的部位，将卫生纸垫于人工肛门处的身下。

步骤 3 清洁造瘘口

打开粪袋与造瘘口连接处的底盘扣环（见图 4-3），取下粪袋扔于专用垃圾桶，查看人工肛门周围的皮肤，如无异常可用柔软的卫生纸擦拭干净，再用镊子夹取棉球蘸取温水擦净（见图 4-4）。

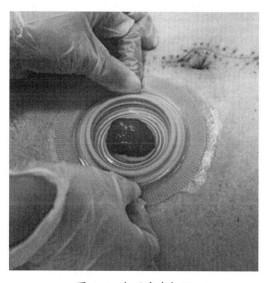

图 4-3　打开底盘扣环

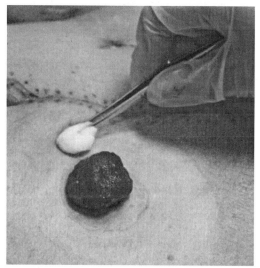

图 4-4　清洗周围皮肤

步骤 4 更换粪袋

将清洁的粪袋与腹部造瘘口底盘扣环连接（见图 4-5），扣紧扣环（见图 4-6）并用手向下牵拉粪袋，确认粪袋固定牢固，然后将粪袋下口封闭。

步骤 5 整理用物

洗手，协助病患取舒适体位，根据需要做好记录。

注意事项

1.餐后 2～3 h 内不要更换粪袋，此时肠蠕动较活跃，更换时病患有可能出现排便情况。

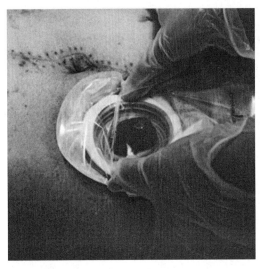

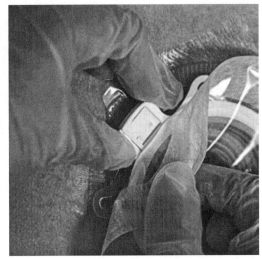

图 4-5　连接扣环　　　　　　　　　　图 4-6　扣紧扣环

2. 操作过程中应注意保护病患的隐私。

💡 思考题

1. 简述影响病患排泄的因素。

2. 简述便盆与尿壶的使用方法。

3. 简述排泄异常的观察要点。

4. 简述为病患更换集尿袋的方法及注意事项。

5. 简述为病患更换造瘘口袋的方法及注意事项。

培训任务 5

康复陪护

一般康复陪护

🎧 知识要求

一、康复的基本定义

康复是指综合协调地应用各种措施，减少病伤残者身心社会的功能障碍。

物理治疗是应用自然界和人工的各种物理因子，如声、光、电、磁、热、冷、矿物质、机械、运动等作用于人体，并通过人体神经、体液、内分泌等生理机制的调节，达到预防、治疗和康复的目的。随着科学技术和社会的发展，物理治疗的定义、范围在不断地充实和扩展，其在康复医学中的地位也在不断提高，已发展成为康复医学的主要组成部分。

二、常见的物理治疗技术和手段

1. 运动疗法

运动疗法是物理治疗技术的核心部分，又称治疗性训练，是依据生物力学、人体运动学、神经生理与神经发育学的基本原理，利用力学的因素，如躯体运动、牵引、按摩、徒手技术（手法操作）、借助于器械的运动等，通过主动和被动运动使局部或整体功能得以改善，对运动功能障碍的病患进行针对性治疗和训练，以保持、重新获得功能或防止继发丧失功能的重要治疗方法。运动疗法包括被动运动、主动助力运动、主动运动等。

2. 物理因子疗法

物理因子疗法又称理疗，是指以物理因子如温热（热）、电、声、光（红外线、紫外线、激光）水、磁、冷（利用冰、冷水等）等进行治疗的方法。物理因子治疗的历史十分悠久，方式多样，临床应用极为广泛，是物理治疗学的重要内容，也是康复医学的重要治疗手段。

三、影响病患康复的基本因素

1. 生理因素

年龄和性别是影响康复的重要因素。通常女性的肌力是同年龄阶段男性肌力的 2/3 左右；而在人生长发育的自然过程中，20 岁之前肌力是逐渐增加的状态，20 岁则基本达到肌力的顶峰。

2. 病理因素

影响病患康复的病理因素非常多，如病患出现关节活动受限、肌肉萎缩等，尤其是病患的依从性。

四、关节活动

1. 被动关节活动

（1）操作要点

1）病患取舒适、放松体位，必要时脱去妨碍活动的衣物或固定物，让肢体充分放松。

2）从单关节开始，逐渐过渡到多关节完成多方向的被动活动。可按照瘫痪肌肉由近端到远端（如肩到肘、髋到膝）、由远端到近端（如手到肘、足到膝）的顺序进行被动活动。

3）陪护员以病患关节为中心，对其进行屈伸、外展、内收、旋前、旋后等，利于促进肢体血液、淋巴回流、维持肌肉力量等，如图 5-1 所示。

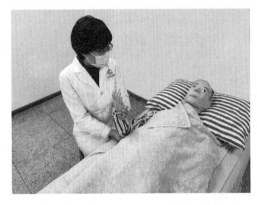
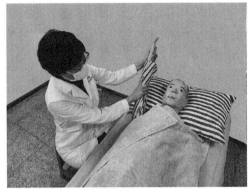
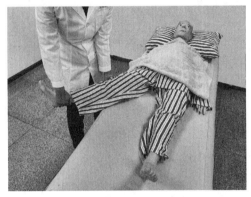
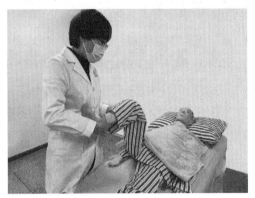

图 5-1 被动关节活动

4）每一动作重复 10～30 次，每天 2～3 次。

（2）注意事项

1）动作缓慢、柔和、平稳、有节律，避免冲击性运动和暴力。固定肢体近端，托住肢体远端，避免替代运动。

2）操作在无痛范围内进行，以免造成损伤，活动范围随病患承受能力逐渐增加。

3）用于增大关节活动范围的被动运动可出现酸痛或轻微的疼痛，但可耐受；不应引起肌肉明显的反射性痉挛或训练后持续疼痛。

2. 主动助力关节活动

（1）操作要点

1）训练前向病患解释活动的目的和动作要领，以获得病患的配合。

2）由陪护员或病患健侧肢体徒手或通过棍棒、绳索和滑轮等装置帮助患肢主动运动，兼有主动运动和被动运动的特点。

3）训练时，助力可提供平滑的运动；助力常加于运动的开始和终末，并随病情好转逐渐减少。动作平缓、柔和、有节律地重复数次，尽可能达最大活动范围后维持数秒。关节的各方向依次进行运动。

4）每一动作重复 10～30 次，每天 2～3 次。

（2）注意事项

1）训练中应以病患主动用力为主，并做最大努力；任何时间均只给予完成动作的最小助力，以免助力替代主动用力。

2）训练强度由低到高，训练时间逐渐延长，训练频度逐渐增多，根据病患的疲劳程度调节运动量。

3. 主动关节活动

（1）操作要点

1）根据病患情况选择进行单关节或多关节、单方向或多方向的运动；根据病情选择体位，如卧位、坐位、跪位、站位等。

2）指导病患自行完成所需的关节活动，关节的各方向依次进行运动。例如，对神经系统疾病的病患进行主动运动时，早期以闭链主动活动为主，恢复期后以开链和闭链运动交替进行训练。

3）每一动作重复 10～30 次，每天 2～3 次。

（2）注意事项。主动运动时动作宜平稳缓慢，尽可能达到能耐受痛阈的最大幅度。

五、恢复训练

1. 肌力和耐力恢复训练

（1）告知病患，训练根据其功能受限程度，确定适宜的抗阻运动形式和运动量。训练前使病患了解训练的作用和意义，调动病患的主观努力程度。

（2）病患取舒适体位，避免用力憋气，在适宜的阻力下，在无痛和轻度疼痛范围内进行训练。

（3）陪护员徒手施加阻力于肢体远端，避免替代运动。注意正确的阻力方向，固定相关肢体。

（4）逐渐增加运动强度或抗阻力。神经系统疾病的早期进行肌力训练时需严格控制总的运动量；恢复期或后遗症期可继续肌力训练，以特定肌肉肌力训练或闭链运动进行。

（5）每一运动可重复 8～10 次，间隔适当休息，逐渐增加训练次数。

（6）训练中应给予有力的语言指令，增加训练效果。

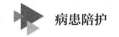

2. 平衡能力恢复训练

（1）训练类型

1）Ⅰ级平衡训练。在无外力和身体移动的前提下保持坐姿或站姿稳定；站立训练开始时两足分开站立，逐步缩小两足间距，以减小支撑面，增加难度。

2）Ⅱ级平衡训练。病患独立完成身体重心转移，躯干屈曲、伸展、左右倾斜及旋转运动，并保持坐位或站位平衡，训练时要注意保护。

3）Ⅲ级平衡训练。病患抵抗外力保持身体平衡，如坐位时病患双手胸前抱肘，陪护员从不同方向推病患以诱发头部及躯干向正中线的调正反应。站立姿势下病患可以借助于平衡板施加外力。

（2）训练要点

1）告知病患，训练遵循由易到难的原则，按照坐位到站位的体位变换来训练。

2）增强前庭功能训练时，病患双手或单手扶墙，双足并拢站立，左右转头；随后单手或双手不扶墙站立，时间逐渐延长并保持平衡，训练时直视前方目标，通过逐渐缩短双足间距离使支持面变窄；同时，上肢前臂先伸展，然后放置体侧，再交叉于胸前。

3）在进行这一训练时，双眼先断续闭拢，然后闭眼且时间逐渐延长。

3. 步行能力恢复训练

（1）训练类型

1）双拐步行训练

①拖地步。将左拐向前方伸出，再伸右拐，双足同时拖地向前移动至拐脚附近。

②摆至步。双拐同时向前方伸出，病患身体重心前移，利用上肢支撑力使双足离地，下肢同时摆动，双足在拐脚附近着地。此种步行方式适用于双下肢完全瘫痪而无法交替移动者。移动速度较快，可减少腰部及髋部用力。

③摆过步。双侧拐同时向前方伸出，病患支撑把手，使身体重心前移，利用上肢支撑力使双足离地，下肢向前摆动，双足在拐杖着地点前方的位置着地。训练时注意防止膝关节屈曲，躯干前屈而跌倒。此方式适用于双下肢完全瘫痪、但上肢肌力强壮者，是拄拐步行中最快速的移动方式。

④四点步。步行时每次仅移动一个点，一直保持四个点在地面，即左拐→右足→右拐→左足，如此反复进行。此方式适用于骨盆上提肌肌力较好的双下肢运动障碍者、老年人、下肢无力者，是一种稳定性好、安全而缓慢的步行方式。

⑤两点步行。一侧拐杖与对侧足同时伸出为第一着地点，然后另一侧拐杖与相对

的另一侧足再向前伸出作为第二着地点。此步行方式适用于一侧下肢疼痛者，需要借助拐杖减轻其负重，以减少疼痛的刺激；或是在掌握四点步行后练习。两点步行与正常步态基本接近，步行速度较快。

⑥三点步行。患侧下肢和双拐同时伸出，双拐先着地，健侧待三个点支撑后再向前迈出。此方式适用于一侧下肢功能正常、能够负重，另一侧不能负重者，是一种快速移动、稳定性良好的步态。

2）手杖步行训练

①手杖三点步行。病患使用手杖时，先伸出手杖，再迈患侧足，最后迈健侧足。此方式适用于下肢运动障碍的病患，大部分偏瘫病患习惯采用此步态。

②手杖二点步行。手杖和患足同时伸出并支撑体重，再迈出健足。手杖与患足为一点，健侧足为一点，交替支撑体重。此种步行方式速度快，因此当病患具有一定的平衡功能或是较好地掌握三点步行后，可进行两点步行训练。

（2）训练要点

1）告知需要借助于助行器或拐杖行走的病患，重点训练上肢肌力；期望完成独立行走者重点练习下肢肌力；上、下肢截肢者需要进行残端肌群和腹部肌力训练。

2）告知病患进行站立、重心转移、单足支撑、原地踏步、跨步练习等步行准备练习。

3）对于行动迟缓的病患或有平衡问题的病患，助行器可作为长期步行辅助具。训练方法是用双手分别握住助行器两侧的扶手，提起助行器使之向前移动 20～30 cm 后，迈出患侧下肢，再移动健侧下肢跟进，如此反复前进。

🔘 技能要求

为病患制订基本康复计划

操作步骤

步骤 1 熟悉病患资料。

步骤 2 找出存在的问题，确定功能障碍。

步骤 3 制定长期目标和短期目标。

步骤 4 确定干预治疗手段。

步骤 5 对病患进行健康教育。

中医康复陪护

知识要求

一、中医康复的基本定义

中医康复是在中医理论指导下，采用各种中医康复治疗技术和方法，改善和预防伤病残者的身心功能障碍，增强自立能力，使其重返社会，提高生存质量。

二、中医常用康复手段

中医常用康复手段是以中医学理论为依据，采用中医治疗方法来改善功能，提高生活自理能力和生存质量，包括针灸疗法、推拿疗法、拔罐疗法、刮痧疗法、中药疗法、情志疗法、饮食疗法、传统运动疗法等。

三、中医经络基础知识

经络是经脉和络脉的总称，是人体内运行气血、联络脏腑、沟通内外、贯穿上下的通路。经络学说是阐述人体经络系统的循行分布、生理功能、病理变化及其与脏腑相互关系的一门学说。经络系统由经脉、络脉和连属于体表的十二经筋、十二皮部组成，其中经脉包括十二经脉、奇经八脉、十二经别，络脉包括十五络脉和难以计数的浮络、孙络等，其是中医理论体系的重要组成部分，贯穿于中医学的生理、病理、诊断、治疗等方面。

腧穴是人体脏腑经络之气输注于体表的特殊部位。人体的腧穴既是疾病的反应点，又是针灸等治法的施术部位。腧穴与经络、脏腑、气血密切相关。临床上，通过观察腧穴部位的形色变化、按压痛点、扪查阳性反应物等，可辅助诊断。

技能要求

擦法操作

操作准备

陪护员准备：着装整洁，修剪指甲，洗净双手，必要时佩戴口罩。

操作步骤

步骤 1　沟通与评估

核对病患基本信息、诊断、临床症状、既往史、穴位。评估病患的主要症状、表现、既往史、推拿部位、皮肤情况、对疼痛的耐受程度等。告知病患经络推拿的作用、擦法的操作方法及局部感觉，取得病患配合，嘱病患排空二便。

步骤 2　擦法实施

病患取合理舒适体位，充分暴露推拿部位。操作时手握空拳，拇指盖住拳眼，用其余四指近端指骨间关节背面吸定于操作穴位部位，腕关节放松，前臂主动摆动，带动腕关节做屈伸运动，在操作部位做连续均匀的往返擦动，操作时轻重交替，每分钟 120～160 次。随时询问病患对手法治疗的反应，及时调整手法。

步骤 3　整理与记录

操作结束协助病患着衣，取舒适卧位，整理床铺，清理用物，记录操作时间、手法、部位及病患的反应。

揉法操作

操作准备

陪护员准备：着装整洁，修剪指甲，洗净双手，必要时佩戴口罩。

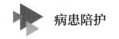

操作步骤

步骤1 沟通与评估

核对病患基本信息、诊断、临床症状、既往史、穴位。评估主要症状、表现、既往史、推拿部位、皮肤情况、对疼痛的耐受程度。告知病患经络推拿的作用、揉法的操作方法及局部感觉，取得病患配合，嘱病患排空二便。

步骤2 揉法实施

病患取合理舒适体位，充分暴露推拿部位。操作时以指、掌等部位吸定于人体体表做环旋运动，并带动皮下组织一起运动。指揉法、鱼际揉法、掌揉法的频率一般为每分钟120～160次，指揉面部腧穴、鱼际揉胃脘部等操作时可酌情缓慢施术。前臂揉法的频率约为每分钟100次。揉法要求吸定于体表，并带动操作部位的皮下组织一起揉动，尽量避免体表摩擦。指揉法接触面积小，功力集中，多在经络腧穴或压痛点上操作，腕关节需保持一定的紧张度。鱼际揉法腕关节自然放松，掌揉法的腕关节松紧适度。需要移动时，要求做到"紧揉慢移"，动作连贯，一般要求节律性操作。

步骤3 整理与记录

操作结束协助病患着衣，取舒适卧位，整理床铺，清理用物，记录操作时间、手法、部位及病患的反应。

中医拔罐

操作准备

1.物品准备：治疗盘、玻璃罐/抽气罐（多个）、止血钳、95%酒精棉球、打火机、广口瓶、润滑剂、清洁纱布或毛巾。

2.陪护员准备：着装整洁，修剪指甲，洗净双手，必要时佩戴口罩。

操作步骤

步骤1 沟通与评估

核对病患基本信息、诊断、临床症状、既往史、操作部位。评估主要症状、病史，对疼痛的耐受程度，病患体质及实施拔罐部位的皮肤情况，病室环境，对拔罐操作的接受程度，凝血机制等。告知病患拔罐的作用、简单的操作方法、局部感觉及可能出现的意外及处理措施，取得病患配合。

病患取合理舒适体位，暴露拔罐部位。

步骤 2 拔罐

（1）火罐或抽气罐操作

1）火罐法。用止血钳夹住 95% 酒精棉球，点燃后在火罐内旋绕数圈后抽出，迅速将罐扣于应拔部位。

2）抽气罐法。操作时，先将抽气罐紧扣在应拔部位，用抽气筒从罐内抽气，使罐吸附于皮肤上。

（2）施罐

1）留罐法。将罐具吸拔在皮肤上留置 5 ~ 15 min，观察罐具吸附情况和皮肤颜色，询问病患有无不适，发现异常立即停止操作。

2）闪罐法。将罐吸拔于所选部位，立即取下，再迅速吸拔、取下，如此反复，直至皮肤潮红。闪罐动作要迅速、准确，手法要轻巧，吸附力适中，多用于局部皮肤麻木、疼痛等疾患，尤其适用于不宜留罐的部位及儿童病患。

3）走罐法。操作时，先在拟操作部位涂上凡士林等润滑剂，闪火法将罐吸住，然后手握罐体，均匀用力，将罐沿着一定路线往返推动，直至走罐部位皮肤红润、充血甚至瘀血时，将罐取下。此法适宜于脊背、腰臀、大腿等面积较大、肌肉丰厚的部位。

步骤 3 起罐

（1）火罐起罐法。一手握住罐体中下部，另一手拇指或食指按压罐口边缘的皮肤，使罐口与皮肤之间产生空隙，空气进入罐内，即可将罐取下。

（2）抽气罐起罐法。提起罐体上方的阀门使空气进入罐内，罐具即自行脱落。

步骤 4 整理

操作结束协助病患整理衣着，取舒适卧位，整理床铺，处理用物；火罐用含氯消毒液浸泡消毒；洗手，再次核对，并记录相关内容。

注意事项

1.病患拔罐后可饮一杯温开水，夏季拔罐部位忌风扇或空调直吹。

2.皮肤会出现与罐口相当大小的紫红色瘀斑，为正常表现，数日可自行消除。

3.拔罐的过程中如出现小水泡不必处理，可自行吸收，如水泡较大，须做相应处理。

思考题

1.简述关节活动的要点。

2.简述中医康复的定义。

3.简述中医拔罐的操作方法和注意事项。

培训任务 6

基础护理技术

冷热应用

知识要求

一、物理降温

1. 物理降温的定义

物理降温是指用物理方法降低体温，即用物理的方法带走体内的热能，起到降低体温的方法。物理降温有局部和全身降温两种方法。

局部降温采用冰袋、冷毛巾、化学制冷袋，通过传导方式散热。

全身降温可采用温水擦浴、酒精擦浴等方式。

2. 物理降温的作用

（1）减轻局部充血或出血，如用于局部软组织损伤的初期、扁桃体摘除术后、鼻出血等。

（2）减轻疼痛，如用于急性损伤初期、牙痛、烫伤等。

（3）用于炎症早期，控制炎症扩散。

（4）降低体温，如用于高热、中暑等。

3. 物理降温的影响因素

（1）方式。湿冷的效果优于干冷。

（2）面积。应用面积越大，效果越强。但使用面积越大，病患的耐受性越差，使用时应考虑病患耐受性。

（3）时间。物理降温法应用的时间对效果有直接影响。在一定时间内效应随着时间的增加而增强。但如果时间过长，则会导致体温急剧下降，出现低温症状，还可能引起疼痛、冻伤等不良反应。

（4）温度。温度与体温相差越大，反应越强；反之，则越小。环境温度也可影响物理降温的作用。

（5）部位。皮肤较厚的部位，如脚底、手心，对物理降温的效果较差；而皮肤较薄的部位，如前臂内侧、颈部，对物理降温的效果较好。一般在为高热病患物理降温时，冰袋常放置于颈部、腋下、腹股沟等大血管流经处。

（6）个体差异。年龄、性别、身体情况、居住习惯等也会影响物理降温的作用。病患、昏迷、血液循环障碍、血管硬化等对冷的反应比较迟钝，要注意防冻伤。

4. 冰袋的使用

冰袋一般是指装冰的袋子，也可用热水袋或厚塑料袋装冰代替。现阶段也有高分子医用冰袋，直接放入冷藏室冷却即可使用。

冰袋适用于局部软组织损伤的初期、扁桃体摘除术后、牙痛、烫伤、高热、中暑等。

冰袋禁用于休克、动脉硬化、糖尿病、水肿、慢性炎症、深部化脓病灶、组织损伤或破裂、对冷过敏等情形。禁用于枕后、耳廓、阴囊、心前区、腹部、足底等部位。

二、物理取暖

1. 取暖物品的类型

（1）传统取暖物品，包括热水袋、火炉等。

（2）电子产品，包括暖手宝、电暖器、电热毯、空调等。

（3）被服，包括手套、围巾、大衣、羽绒服等。

（4）食物，如给予热饮可以提高人体自身体感温度。

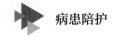

2. 使用取暖物品可能出现的危害

（1）烫伤。皮肤长时间与热源接触，可能会逐渐发展为真皮层及皮下各组织烫伤。

（2）皮炎。长时间使用热水袋会使皮肤中的水分流失，从而变得干燥、瘙痒，导致过敏，诱发皮炎。

（3）爆炸。劣质的电热水袋有爆炸的危险。

技能要求

用冰袋为病患进行物理降温

操作准备

物品准备：冰块、布套、木槌、水盆、毛巾。

操作步骤

步骤 1 准备好冰袋，也可用热水袋或厚塑料袋装冰代替。用木槌将冰块敲成小块，放入水盆内用冷水冲去棱角，避免棱角引起病患不适及损坏冰袋。将小冰块装袋 1/2 ~ 2/3 满，排除冰袋内空气并扎紧袋口，用毛巾擦干。倒提检查冰袋有无破损、漏水，将冰袋装入布套，避免直接与病患皮肤接触。

步骤 2 可放在前额、头顶部、颈部两侧、腋窝、腹股沟等部位，根据病患体温变化情况增减冰袋数目。

注意事项

1. 随时检查有无漏水、是否扎紧，冰块融化应及时更换，保持布套干燥。冰袋内装冰不可太多，以免局部压迫。

2. 体温降至 39 ℃以下，应取下。局部皮肤出现发紫、麻木感，病患感觉异常，则停止使用，以防造成局部冻伤。

3. 放置时间不超过 30 min，使用冰袋后 30 min 内需测体温。

温水擦浴

操作准备

1. 环境准备：环境整洁，温湿度适宜，必要时用屏风遮挡。

2. 物品准备：大毛巾、小毛巾、热水袋及布套、冰袋及布套、温水、水盆。

3. 陪护员准备：着装整洁，洗净双手，必要时佩戴乳胶手套、口罩。

操作步骤

步骤 1　协助病患脱去擦拭部位衣物，便于擦浴。冰袋置于头部，热水袋置于足底。

步骤 2　毛巾浸入温水中，水温要求在 32～34 ℃，拧至半干，以轻拍方式、离心方向擦浴。

（1）双上肢：颈外侧—上臂外侧—手背，侧胸—腋窝—上臂内侧—手心。

（2）腰背部：颈下肩部—臀部。

（3）双下肢：髂骨—腿外侧—足背，腹股沟—腿内侧—内踝，臀下—腿后侧—腘窝—足跟。

步骤 3　擦拭结束协助病患穿好衣裤，整理用物。擦浴 30 min 后测量体温。

使用热水袋为病患保暖

操作准备

物品准备：水壶（内装热水）、水盆、热水袋及布套、漏斗、毛巾、水温计。

操作步骤

步骤 1　根据病患的实际情况准备温度合适的水。普通病患所用热水以 60～70 ℃为宜，昏迷、老人、婴幼儿、感觉迟钝或循环不良的病患所用热水温度应以约 50 ℃为宜。将热水倒入水盆，加入适量冷水，用水温计测温。温度合适后，将漏斗放在热水袋口，将温度合适的热水灌入热水袋，灌水至热水袋容量的 1/2～2/3，拧紧盖子。

步骤 2　用毛巾擦干热水袋，倒提检查，确认无破损。将热水袋装入布套，避免热水袋与病患皮肤直接接触。

步骤 3　将热水袋放置在病患身体所需部位，袋口朝身体外侧，避免烫伤。

注意事项

1. 经常检查热水袋有无破损，热水袋与塞子是否配套，以防漏水。

2. 昏迷、血液循环障碍等特殊病患使用热水袋时，除了套好布套，建议再包一块毛巾，并将热水袋放置在距离病患肢体约 10 cm 处。

3. 观察皮肤，如潮红、疼痛则停止使用，并局部涂抹凡士林保护皮肤。

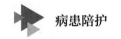

使用取暖物品为病患睡前暖被褥

操作准备

1. 物品准备：热水袋、电热水袋、电热毯（一般选择一种即可）。

2. 陪护员准备：着装整洁，洗净双手，必要时佩戴口罩。

操作步骤

步骤 1　沟通

向病患说明将为其睡前暖被褥，询问其是否有特殊要求。

步骤 2　使用取暖物品

将热水袋灌注热水，或将电热水袋充电加热，或打开电热毯。根据病患个体需求，将被褥加热至病患感觉舒适的温度。

步骤 3　整理

陪护员用手探测被褥内的温度，确认合适后协助病患进入被褥，取舒适体位。待病患入睡后，应关闭取暖设备电源或取走取暖设备。

注意事项

1. 热水袋必须有外层的布套，灌注热水量不超过热水袋总容量的 2/3，热水袋和电热水袋不可接触病患皮肤，以距离肢体 10 cm 为宜。

2. 热水袋放置期间，应每隔 15 min 查看一次。

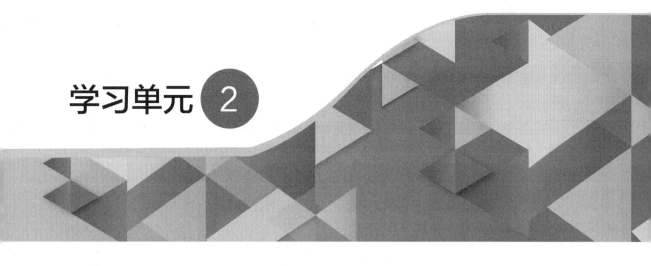

学习单元 2

健康体征观察与测量

知识要求

健康体征包含生命体征（血压、脉搏、呼吸、体温）与血糖。健康体征受大脑皮质控制，是衡量机体身心状况的可靠指标。正常人的健康体征在一定范围内相对稳定，变化很小。

一、血压

1. 血压的正常值

血压通常以肱动脉为标准，目前国内外高血压诊断标准基本统一，正常成人安静状态下的血压范围比较稳定。正常范围为：收缩压 90～140 mmHg，舒张压 60～90 mmHg。正常成人血压高于 140 mmHg/90 mmHg 称为高血压，血压低于 90 mmHg/60 mmHg 称为低血压。

2. 影响血压的因素

（1）年龄。随着年龄增长，血压有逐渐增高的趋势。

（2）性别。女性在更年期前，血压普遍低于男性；女性在更年期后血压普遍升高，与男性血压相比，差别较小。

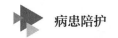

（3）昼夜和睡眠。通常凌晨血压最低，然后逐渐升高，傍晚最高。睡眠不佳时血压略有升高。

（4）其他。环境、季节、体型、体位、运动、情绪、吸烟、饮食、药物等，对血压也有影响，如寒冷天气下机体通过收缩血管来减少热量消耗，血压通常有一定程度的上升。

二、脉搏

正常成人在安静状态下脉率为 60～100 次 /min，女性脉率比男性稍快。

影响脉搏的因素有活动、情绪、饮食、药物等。成人脉率超过 100 次 /min 称为心动过速（速脉），成人脉率低于 60 次 /min 称为心动过缓。

三、呼吸

正常成人安静状态下呼吸频率为 16～20 次 /min，节律规则，呼吸运动均匀、无声且不费力。剧烈运动可使呼吸加深加快，强烈的情绪变化引起呼吸加快或屏气。

成人呼吸频率超过 24 次 /min 称为呼吸过速（气促），呼吸频率低于 12 次 /min 称为呼吸过缓，深而规则的大呼吸称为深度呼吸，浅表而不规则（有时呈叹息样）的呼吸称为浅快呼吸。

四、体温

在日常生活中，以口腔、直肠、腋窝的温度测量常见。成人口温的正常范围为 36.3～37.2 ℃，肛温的正常范围为 36.5～37.7 ℃，腋温的正常范围为 36～37 ℃。

人的正常体温在一定范围内相对恒定，且受诸多因素影响，如昼夜、年龄、性别、药物、情绪、进食等。

五、血糖

血糖是指血液中的葡萄糖。1999 年我国采纳了 WHO（世界卫生组织）专家委员会公布的新诊断标准：有糖尿病症状，任意时间血浆葡萄糖水平 ≥11.1 mmol/L 或空腹血糖 ≥7.0 mmol/L；或口服葡萄糖耐量试验中 2 h 血浆葡萄糖水平 ≥11.1 mmol/L。过高或过低的血糖都会给病患造成伤害，甚至危及生命。

血糖监测的目的是监测病患血糖水平，评价代谢指标，为临床治疗提供依据。

便携式血糖仪具有监测操作简单、需血量少、检测速度快等优点，适宜长期监测。

技能要求

血压测量

操作准备

1.物品准备：水银血压计、听诊器。

2.陪护员准备：着装整洁，洗净双手，必要时戴口罩。

操作步骤

步骤 1 病患取坐位或仰卧位，坐位时肱动脉平第四肋软骨，仰卧位时肱动脉平腋中线。

步骤 2 嘱病患手掌向上，肘部伸直，必要时脱袖，以免袖口过紧影响血压测量值。

步骤 3 放妥血压计，开启水银槽开关。

步骤 4 驱尽袖袋内空气，平整置于上臂中部，下缘距肘窝 2 ~ 3 cm。

步骤 5 听诊器的胸件置肱动脉搏动最明显处，一手固定，另一手握加压气球，如图 6-1 所示。关气门，注气至肱动脉搏动音消失，再升高 20 ~ 30 mmHg。

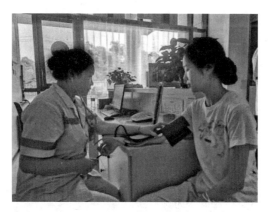

图 6-1 血压测量

步骤 6 缓慢放气，速度以水银柱每秒下降 4 mmHg 为宜，注意水银柱刻度和肱动脉声音的变化。

步骤 7 听诊器中听到第一声搏动音，水银柱所指的刻度为收缩压；当搏动音突然变弱或消失，水银柱所指的刻度为舒张压。

步骤 8 整理血压计

排尽袖袋内余气，扣紧压力活门，整理后放入盒内，血压计盒盖右倾 45°，使水

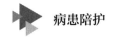
银全部流回槽内，关闭开关，盖上盒盖，平稳放置。

注意事项

1. 定期检测、校对血压计。测量前，需检查确认血压计完好。

2. 对需要密切观察血压者，做到四定：定时间、定部位、定体位、定血压计。

3. 发现听不清或异常，应重测。重测时，待水银柱降至"0"点，稍等片刻后再测量，必要时做双重对照。

4. 若病患有剧烈运动、紧张、恐惧等情况，应让其安静休息 30 min 后再测量。

脉搏测量

操作准备

陪护员准备：着装整洁，洗净双手，必要时戴口罩。

操作步骤

步骤 1　让病患取舒适平卧位或坐位，确认其情绪稳定，将其手臂水平放置。

步骤 2　陪护员以食指、中指及无名指的指端按压在病患桡动脉处，力量适中，以能清楚测得脉搏搏动为宜，如图 6-2 所示。数 1 min 脉搏次数；或数 30 s 脉搏次数，乘以 2。

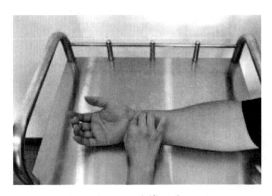

图 6-2　脉搏测量

注意事项

1. 不可用拇指测量脉搏。

2. 若病患有剧烈运动、紧张、恐惧等情况，应让其安静休息 30 min 后再测量。

呼吸测量

操作准备

陪护员准备：着装整洁，洗净双手，必要时戴口罩。

操作步骤

步骤 1 病患取舒适体位，确认其情绪稳定。

步骤 2 陪护员眼睛观察病患胸部或腹部的起伏，一呼一吸为一次呼吸，注意观察深度、节律、有无呼吸困难。可数 30 s 呼吸次数，乘以 2。

注意事项

若病患有剧烈运动、紧张、恐惧等情况，应让其安静休息 30 min 后再测量。

体温测量

操作准备

1. 物品准备：体温计（已消毒）。
2. 陪护员准备：着装整洁，洗净双手，必要时戴口罩。

操作步骤

步骤 1 评估病患年龄、病情、意识及配合程度，让病患取舒适体位。

步骤 2 将体温计甩至 35 ℃以下，选择合适的测量部位放置体温计，保持相应时长。

（1）口温。口表水银端斜放于病患舌下热窝，嘱其紧闭口唇，用鼻呼吸，勿咬体温计，3 min 后取出。

（2）腋温。擦干汗液，体温计水银端放于病患腋窝处，紧贴皮肤，嘱其屈臂过胸，夹紧，10 min 后取出。

（3）肛温。病患取侧卧、俯卧、屈膝仰卧位均可，暴露测温部位。润滑肛表水银端，插入肛门 3～4 cm。婴幼儿可取仰卧位，陪护一手握住婴幼儿双踝，提起双腿，另一手将已润滑的肛表插入肛门，婴儿约 1.25 cm，幼儿约 2.5 cm，并握住肛表用手掌根部和手指将双臀轻轻捏拢固定。3 min 后取出。取出体温计后，擦净病患肛门处。

步骤 3 手持体温计平行于眼前转动读数。若测得的体温可疑，应重新测量。如

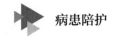

有异常及时处理。

步骤4 清洁、消毒体温计，放回原位备用。

注意事项

1. 婴幼儿、精神异常者、昏迷者、口腔疾患、口鼻手术者、张口呼吸者忌口温测量；腋下有创伤、炎症者，腋下出汗较多者，肩关节受伤或消瘦无法夹紧温度计者忌腋温测量；直肠或肛门手术、腹泻者忌肛温测量。

2. 若不慎咬破体温计时，先用清水漱口（注意不能吞咽），清理干净口腔内的玻璃碎屑，然后口服蛋清或牛奶，并及时就医。

3. 测温前若有运动、进食、冷热敷、洗澡等情况，应休息 30 min 后再测量。

血糖测量

操作准备

1. 物品准备：血糖仪、匹配的血糖试纸、采血针头（刺指笔）、消毒棉球、污物桶、锐器盒等。

2. 陪护员准备：着装整洁，洗净双手，必要时戴口罩。

操作步骤

步骤1 沟通与评估

备物至床旁，核对床号及姓名；确认病患体位舒适、情绪稳定。

向病患说明测量血糖的目的、方法、注意事项及配合要点；确认监测血糖的时间（如空腹、餐后 2 h 等）；评估病患的双手手指皮肤的颜色、温度等。

步骤2 检查用物

（1）打开血糖仪，调整血糖仪的代码，使其与使用的试纸代码相同。

（2）检查血糖试纸的有效期及是否干燥、有无裂缝和折痕，将血糖试纸插入试纸孔。

（3）将采血针头装入刺指笔中，也可直接选用新式采血针头。

步骤3 消毒采血

用消毒棉球擦拭采血部位皮肤，将采血针对准采血部位，按压出针弹簧，根据手指皮肤厚度选择穿刺深度，刺破手指，让血自然流出，弃掉第一滴血。取适量血，待血糖仪指示取血后，将血糖试纸吸血端插入血滴，观察血液吸到试纸专用区域变成红色后移开，等待结果。

用消毒棉球按压穿刺点，指导病患按压穿刺点 1 ~ 2 min。

步骤 4 读取并记录

血糖仪显示测量结果，读取后记录血糖值和监测时间，关闭血糖仪。

步骤 5 整理记录

规范处理用物，将用过的试纸、消毒棉球等扔入污物桶，采血针头扔入锐器盒。协助患者取适当体位。

注意事项

1. 测血糖前，确认血糖仪上的号码与试纸号码一致，血糖试纸在有效期内且干燥保存。

2. 消毒液干透后实施采血。根据手指表皮的厚度调节采血笔深度，让血液自然流出，在取血过程中，勿过度按摩和用力挤血。

3. 注意吸血的等待时间，吸血量应使试纸测试区完全变成红色，检测时不挪动试纸条、不倾斜血糖仪。

4. 不触碰试纸条的测试区，避免试纸发生污染。采血部位要交替轮换，不长期刺扎同一个部位，以免形成瘢痕。

安全移动

🔊 知识要求

一、协助坐起

病患取侧卧位，陪护员协助其穿鞋，将双下肢垂放床边，托住肩部，向上牵拉。嘱病患向上抬头，同时以一侧上肢支撑身体。以骨盆为支点，向上牵拉，使病患变成床边坐位，并坐稳。

二、协助站立

根据病患身体情况，选择适宜的站立方法，确定站稳后，注意保护病患，避免其跌倒。

1. 正面扶托法

首先，陪护员面向病患站立，一腿向前，用膝关节抵住病患膝关节外侧固定，另一腿向后侧方略伸直，呈弓箭步，此时陪护员身体的重心在前腿。其次，让病患一手抱住陪护员肩部，陪护员屈膝并身体前倾，双手扶住病患腰部。最后将病患向前向上拉起，与病患同时完成抬臀、伸膝、站立的动作，同时陪护员重心移至后腿，调整病患站立重心，维持病患站立平衡。

2. 侧面扶托法

首先，陪护员站在病患侧方，弯腰、屈膝，两腿为前后位站立姿势。其次，陪护员一手臂放至病患腰后，扶住病患腰部，另一手拖住病患对侧手臂。然后，陪护员嘱病患一脚向前，并与病患一同用力，使病患完成抬臀至站立的动作。最后，调整病患站立重心，维持病患站立平衡。

三、协助行走

1. 借助拐杖

拐杖是提供给短期或长期残障者离床时使用的一种支持性辅助工具。拐杖底面应较宽并有较深的凹槽，且具有弹性。使用时，应根据病患身高调整好拐杖，将全部的螺钉拧紧，橡胶底垫靠牢拐杖与手杖底端，并经常检查确定橡皮底垫的凹槽能产生足够的吸力和摩擦力。借助拐杖行走的方法见表 6-1。

表 6-1 借助拐杖行走的方法

类型	方法
两点式	同时出拐和左脚，然后同时出拐和右脚
三点式	两拐杖和一脚同时伸出，再伸出另一脚
四点式	使用时先出右拐，而后左脚跟上，再出左拐，而后右脚跟上。这是最稳妥的方法
跳跃法	通常用于永久残疾的病患。使用时先将两侧拐杖向前，再将身体跳跃至两拐杖中间

2. 陪护行走

行走前，病患应在陪护员帮助下进行下肢弯曲、摆动等练习。

陪护员站在病患一侧扶持，一手握住同侧手掌，拇指向上，另一手从病患同侧手臂腋下穿出，手心向前立起，扶住胸前，分开五指，可让病患靠在手上。行走时与病患一同用力，缓慢前行。病患感觉疲劳时，可坐下休息。

四、协助转移

1. 轮椅转移

轮椅通常是指可移动的椅子，用于周转运输、代步。轮椅转运的目的是护送不能

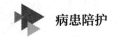

行走但能坐起的病患入院、出院、检查、治疗、室外活动等，能够促进病患血液循环和体力恢复。

2. 平车转移

平车通常用于转运不能起床的病患。使用平车时，应注意检查平车车轮、车面、制动闸等各部件性能完好。

技能要求

使用轮椅转运病患

操作准备

1. 物品准备：轮椅、毛毯（根据温度酌情准备）。

2. 陪护员准备：着装整洁，洗净双手，必要时佩戴口罩。

操作步骤

步骤1 轮椅推至床旁，椅面朝向床头，拉紧制动闸使轮椅固定，翻起脚踏板。扶病患坐起，协助病患穿好衣裤、袜子，两脚垂于床沿，维持坐姿。

步骤2 协助病患穿好鞋子。

步骤3 选择合适的扶助方式协助病患坐在轮椅中，嘱病患抓紧轮椅扶手。翻下脚踏板，协助病患将脚放在脚踏板上。确定病患无不适后，松开制动闸，推病患至目的地。

步骤4 外出归来时，将轮椅推至床尾，病患面向床头，轮椅制动，翻起脚踏板，协助病患站立，转身，坐于床沿，脱去鞋及保暖外衣裤。

步骤5 协助病患躺卧舒适，盖好盖被。

注意事项

1. 过门槛等障碍物时，微微翘起前轮，前轮越过障碍物后再轻抬后轮。下坡时，嘱病患抓紧扶手，一般倒转轮椅方向，保证安全。

2. 根据转运距离和温度，适当选择增加衣物、毛毯等，以免着凉。

使用平车转运病患

操作准备

1. 物品准备：平车、枕头、被子或毛毯（根据温度酌情准备）。
2. 陪护员准备：着装整洁，洗净双手，必要时佩戴口罩。

操作步骤

步骤 1 沟通与评估

向病患说明转运的目的及简要情况，询问病患是否有特殊要求，是否需要大小便，并根据需要协助排便。评估病患体重、意识状态、病情、躯体活动能力、损伤部位和理解配合程度。

如为骨折病患，应用木板将骨折部位固定稳妥；如为颈椎、腰椎骨折病患或病情较重者，应备有中单。

步骤 2 整理物品并协助病患移至床边

整理病患转运时需要的物品，移开床旁桌、椅、板凳及杂物，为平车移动准备充足的空间。松开病患身上盖被，放置一旁或床尾，协助病患移至床边。

步骤 3 将病患移至平车

（1）挪动法。将平车紧靠床边，大轮朝向床头，锁定车轮，固定平车。协助病患按上身、臀部、下肢的顺序向平车移动，头部卧于大轮端。自平车移回病床时，顺序相反，先移动下肢，再臀部，最后移上身。

（2）单人搬运法。将平车推至床尾，锁定车轮，固定平车。陪护员立于床边，屈膝，两脚前后分开，协助病患双臂交叉环抱于陪护员颈部；陪护员一臂自病患腋下伸至对侧肩部外侧，另一臂伸至病患大腿下，将其抱起，如图 6-3 所示。移步转身，将病患轻放于平车中央。

（3）双人搬运法。陪护员甲一手臂托住病患头、颈、肩部，另一手臂托住腰部；乙一手臂托住臀部，另一手臂托住腘窝处，如图 6-4 所示。两人同时托起病患，并使其身体向陪护员倾斜，同时移步至平车，将其轻放于平车中央。

（4）三人搬运法。三位搬运者按身高顺序排列，高者在病患头侧，使病患头部处于高位，以减轻不适。陪护员甲托住病患头、颈、肩和背部，乙托住腰和臀部，丙托住腘窝和小腿部，如图 6-5 所示。三人同时托起病患，并使其身体向陪护员倾斜，同时移步至平车，将其轻放于平车中央。

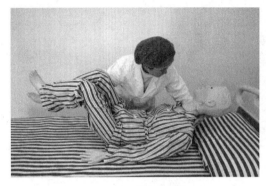

图 6-3 单人搬运

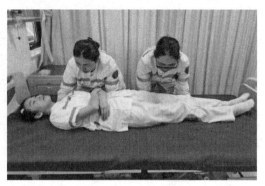

图 6-4 双人搬运

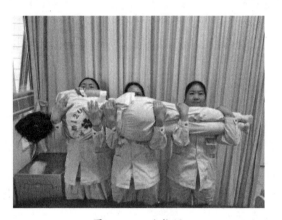

图 6-5 三人搬运

步骤4 运送病患

为病患盖好被子或毛毯，拉起护栏，运送病患至指定地点。

注意事项

1.搬运时动作轻稳，多人搬运时动作要协调一致。

2.上、下坡时，病患头部应位于高位，并嘱病患抓紧扶手。

3.将昏迷病患的头偏向一侧。如有管道，应保持管道通畅。

思考题

1.简述物理降温的作用、影响因素及应用。

2.简述取暖物品的类型、危害及应用。

3.简述健康体征观察的方法。

4.简述使用轮椅转运病患的方法。

5.简述使用平车转运病患的方法。

培训任务 7

卫生防护

环境设置与清洁消毒

🎧 知识要求

一、室内温湿度的设置要求

调控病房内温湿度，加强室内通风，可增加病患舒适感，降低室内空气污染，减少微生物等污染物的生长繁殖，控制院内传染疾病的传播，利于病患快速康复。

1. 室内温度一般保持在 18 ~ 27 ℃，冬季温度宜在 20 ℃以上，而夏季温度不宜高于 27 ℃；但不同病患对温度的要求不同，如新生儿、老年科室及治疗检查时温度需保持在 22 ~ 24 ℃。

2. 病房内湿度需保持在 50% ~ 60%，降低湿度可使用加热干燥机、除湿机等，而在房间内喷洒清水、拖地或使用加湿器等可增加室内湿度。

3. 病患的休养康复需要安静的环境，即使在白天，病房内噪声强度也需控制在 45 dB（A）内，在病室内必须做到"说话轻、走路轻、操作轻、关门轻"。

4. 病房内使用空调系统时，应定期检测温湿度及室内空气质量；使用电取暖设备时，应加强电气设备的维护与保养，避免漏电事故的发生。

二、消毒的定义、作用与对象

1. 消毒的定义

消毒是指通过物理或化学方法消除病原微生物对外界环境的污染。需注意区分清洁、消毒及灭菌定义的差异，若按照对微生物的杀灭或抑制程度区分，由低到高分别为清洁、消毒及灭菌，见表7-1。

表 7-1 清洁、消毒与灭菌的区别

清洁	去除污秽表面的有机物质；一般通过水、机械作用、洗涤剂或酶制剂来完成
消毒	消除多种或大多数微生物。化学消毒剂可以杀死大多数细菌繁殖体、部分真菌和部分病毒
灭菌	彻底消灭所有形式的微生物。灭菌可以通过物理或化学方式完成；灭菌技术包括高压蒸汽灭菌、干热灭菌、低温灭菌（环氧乙烷气体、等离子体灭菌）和液体化学品灭菌

2. 消毒的作用

通过消灭物品或环境中的病原微生物，减少致病性微生物对病患或外界的传染概率，提高病患治疗效果，降低死亡率及感染率。

3. 消毒的对象

（1）对与病患直接接触的环境进行有效消毒，以使居室达到清洁、无污染物和无菌，其中空气、地面及物品表面为主要消毒对象。

（2）对影响环境卫生质量和病患健康的各种物品和器具进行消毒，如病房空气、病患使用的物品（包括病床、床边桌、监护仪、呼吸机、微量泵等）。

三、常用的消毒方法及其应用

1. 常用消毒方法

消毒方法一般分为物理消毒法和化学消毒法。

（1）物理消毒法。物理消毒法是指运用物理因素杀灭或清除病原微生物及其他有害微生物的方法。常用的物理消毒法如下。

1）煮沸消毒法。用 100 ℃的沸水煮 5 min 左右能杀死一般的细菌繁殖体，而芽孢（细菌休眠体）则需在沸水中煮 1~2 h 甚至更长时间。煮沸消毒法可用于对金属器械、玻璃器皿等的消毒。

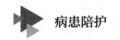

2）蒸汽消毒法。蒸汽消毒法是指利用蒸汽消毒柜进行消毒，相对湿度保持在80%～100%，消毒时间一般为15～30 min。蒸汽消毒法主要用于对天然纤维织物的消毒。

3）远红外线高温消毒法。远红外线高温消毒法也称烘干法，主要指用远红外线高温型消毒柜进行消毒。远红外线高温型消毒柜主要根据物理原理，利用远红外线发热，在密闭的柜内产生120 ℃的高温以进行消毒。这种消毒方法具有速度快、穿透力强的特点，主要用于耐高温的金属、陶瓷等制品的消毒。

4）紫外线消毒法。紫外线消毒法使用的设备主要包括紫外线消毒柜及紫外线灯。

紫外线消毒柜采用超低温消毒，消毒温度一般在60 ℃以下，适合大多数用品、用具的消毒，尤其适用于不耐热物品的表面消毒。工具必须先进行清洗再放入紫外线消毒柜中消毒，消毒过的工具在使用前仍可放置在消毒柜里。

紫外线灯主要用于室内空气消毒，应安装在离地面2～2.5 m处，照射时间为30 min以上。紫外线灯发出的紫外线对人体有损害作用，使用时应特别注意防护。

（2）化学消毒法。化学消毒法是指使用化学制剂来杀灭微生物（主要是病原微生物）或抑制微生物生长繁殖的方法。

1）消毒用化学制剂。消毒用化学制剂主要包括消毒剂和杀菌剂。

①消毒剂。消毒剂是用于消毒的化学制剂。对消毒剂的生产要求是能杀灭细菌繁殖体，而不要求其能杀灭芽孢。常用的消毒剂有新洁尔灭等，能杀灭芽孢的消毒剂则更好。

②杀菌剂。杀菌剂是指能杀灭一切微生物（包括细菌繁殖体、芽孢、真菌、病毒等）的化学制剂。常用的杀菌剂有过氧乙酸溶液等。所有杀菌剂均为优良的消毒剂。对皮肤进行切刺等操作的器械和切刺区的皮肤应用杀菌剂消毒。

2）常用消毒剂的种类与运用（见表7-2）。

表7-2 常用消毒剂的种类与运用

种类	用途	注意事项
新洁尔灭（苯扎溴铵）	有杀菌、消毒、防腐、乳化、去垢等作用 一般用于器械、化妆品等消毒，还可用于水处理消毒等	本品为外用消毒剂，切忌内服 不得用塑料或铝制容器储存 低温时可能出现混浊或沉淀，可置于温水中，振摇使之溶解后使用 用药部位如出现烧灼感、瘙痒、红肿等情况应停药，并将局部药物洗净，必要时向医师咨询 本品性状改变时禁止使用

续表

种类	用途	注意事项
消毒灵（又称度米芬、消毒宁）	消毒作用、应用范围与新洁尔灭相似，消毒效力强，毒性小，杀菌作用在碱性环境中增强，而在酸性有机物、脓血中则降低　一般用于器械等消毒	若需将本品用于口腔黏膜等处，应咨询医师或药师　对本品过敏者禁用，过敏体质者慎用　本品性状改变时禁止使用
酒精（乙醇）	在常温下，可在 1 min 内杀死大肠杆菌、金黄色葡萄球菌、白念珠菌等　一般 75% 酒精，常用于伤口、皮肤、器械等消毒	本品为外用消毒剂，切忌内服　酒精属易燃易爆品，使用时应避免接触明火或任何可能引起火灾或爆炸的因素，避免在高温设备周围使用　要避免在相对密闭的较小空间内大量使用酒精，形成高浓度的酒精蒸汽，从而引发火灾或爆炸　每次取用后必须立即将容器上盖密封，严禁敞开放置　房间内严禁大量存储酒精
碘伏	具有广谱杀菌作用，可杀灭细菌繁殖体、真菌和部分病毒等　一般用于皮肤、伤口、器械等消毒	本品为外用消毒剂，切忌内服　对本品过敏者禁用，过敏体质者慎用　高浓度碘伏接触皮肤和眼睛可引起灼伤、溃疡等，因此使用时需避开
过氧乙酸溶液	一种绿色生态杀菌剂，没有任何残留。杀菌能力强，可用于传染病消毒、饮用水消毒、织物消毒等，适用于空气消毒、环境消毒等　1%～2% 的溶液可杀死霉菌与芽孢，0.3%～0.5% 的溶液可用于浸泡消毒，0.2% 的溶液可用于洗手消毒（1 min 即可），0.1%～0.4% 的溶液可用于对房屋、家具、门窗等进行喷洒消毒	本品为外用消毒剂，切忌内服　原液为强氧化剂，具有较强的腐蚀性，不可直接用手接触。配制溶液时应佩戴橡胶手套，操作时要轻拿轻放，防止其溅入眼睛内或溅在皮肤、衣物上　对金属有腐蚀作用，不可用于金属器械消毒　喷洒进行环境消毒时，操作者应佩戴防护面罩，也可用口罩、帽子及游泳镜替代，不可直接对人进行喷洒　本品易分解，消毒用溶液须现配现用；溶液体积分数不可超过 20%，否则会成为非常危险的化学品
过氧化氢溶液（双氧水）	可杀灭肠道致病菌、化脓性球菌、致病酵母菌等，适用于皮肤、伤口等消毒　擦拭创伤面时会有烧灼感，创伤表面被氧化成白色并冒气泡，用清水清洗一下，3～5 min 后即能恢复原来的肤色	本品为外用消毒剂，切忌内服　对金属有腐蚀作用，注意避免接触金属；避免与碱性物质及氧化性物质混合　避光、避热，常温下保存，医用有效期一般为 2 个月　不得用手触摸

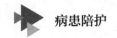

3）消毒剂稀释步骤

①选择正确的消毒剂，注意打开瓶盖后，瓶口应朝上。

②选用合适的量筒量取消毒剂，注意量筒应水平放置在桌面上，倒消毒剂时，眼睛应平视液面，标签朝上。

③消毒剂取完后应立即加盖密封，倒出的多余的消毒剂不可倒回瓶中，应用滴管吸出并丢弃。

④根据标准比例，将原液及蒸馏水倒入烧杯中。

⑤用玻璃棒搅拌均匀后即可。

4）消毒液的配制

①消毒酒精（75% 酒精）的配制方法。将 95% 酒精与蒸馏水体积按照 79∶21 比例稀释，即 79 mL 的 95% 酒精与 21 mL 的蒸馏水混合。

②有效氯浓度 500 mg/L 的含氯消毒剂配制方法

a. 84 消毒液（有效氯含量 5%），按消毒液∶水为 1∶49 比例稀释。

b. 消毒粉（有效氯含量 12%～13%，20 g/ 包），1 包消毒粉加 4.8 L 水。

c. 含氯泡腾片（有效氯含量 480～580 mg/ 片），1 片溶于 1 L 水（具体配制应按使用说明操作）。

③有效氯浓度 1 000 mg/L 的含氯消毒剂配制方法

a. 84 消毒液（有效氯含量 5%），取原液 20 mL（1 000 mg）加水 980 mL 即可。

b. 消毒粉（有效氯含量 12%～13%，20 g/ 包），2 包消毒粉加 4.6 L 水。

c. 含氯泡腾片（有效氯含量 480～580 mg/ 片），2 片溶于 1 L 水（具体配置应按使用说明操作）。

四、环境消毒的基本方法

1. 空气消毒

做好空气消毒，可降低室内空气中的微生物、颗粒物等使其达到无害化，注意通过以下方式来实现。

（1）开窗通风。病房内应注意开窗通风，保持室内空气流通。每日通风 2～3 次，每次不少于 30 min。以自然通风为主，有条件的可采用排风扇等机械通风措施。

（2）微循环风空气消毒。该方式适用于有人状态下的室内空气消毒，呼吸道传染病确诊病患或疑似感染者未放在负压隔离间的，或负压未达到要求的，其所在的隔离间或病房应安装使用循环风空气消毒机。

（3）紫外线灯消毒。在无人条件下，可以使用紫外线灯消毒，采用悬吊式或者移动式直接照射，每日 2~3 次，每次不少于 30 min。

（4）超低容量喷雾法。超低容量喷雾法是化学消毒方法的一种方式，也是目前比较常用的空气消毒方法。在无人条件下可选择过氧乙酸、二氧化氯、过氧化氢等消毒剂，采用超低容量喷雾法进行消毒。

2. 地面消毒

地面经常受到病患排泄物、呕吐物、分泌物的污染，由于人员的流动量大，如果不能及时清除地面污染，极易造成病原菌的扩散，具体操作如下。

（1）当地面没有明显污染情况下，通常采用湿式清扫，用清水擦拖地，每日 1~2 次，清除地面的污秽和部分微生物。

（2）当地面受到病原菌污染时，通常采用含有效氯 500 mg/L 的消毒液或 0.2% 过氧乙酸溶液拖地或喷洒地面（被肝炎病毒污染的表面可用含有效氯 1 000 mg/L 的消毒剂溶液擦洗）。

（3）对结核病患污染的地面，可用 0.2% 过氧乙酸消毒液或 5% 煤酚皂溶液擦洗。

3. 墙面及物体表面消毒

（1）通常墙面的污染程度轻于地面，无须行常规消毒；当受到病原菌污染时，可采用化学消毒剂（0.2% 过氧乙酸或含氯消毒液）喷雾或擦洗，墙面消毒高度一般为 2~2.5 m。

（2）一般情况下，仅对病患常用物品表面进行日常清洁工作，用清洁的湿抹布或季铵盐类消毒液，每日擦拭 2 次即可去除大部分微生物。

（3）当室内各种用品的表面受到病原菌的污染时，必须采取严格的消毒处理，可用 0.2%~0.5% 过氧乙酸、含有效碘 250~500 mg/L 的碘伏或有效氯 500~1 000 mg/L 的含氯消毒剂进行喷洒或擦拭消毒，作用时间 30 min。

五、不同物品的清洁与消毒（见表 7-3）

表 7-3   不同物品的清洁与消毒

消毒对象	日常清洁	消毒	频次
床铺（床、床头柜、椅子等）	日常清水加清洁剂清洁	1. 一次性消毒湿巾 2. 含有效氯 500 mg/L 的消毒液擦拭消毒	1. 每日清洁 1 次 2. 污染时随时清洁消毒

消毒对象	日常清洁	消毒	频次
设备带、呼叫器按钮	湿式清洁	1. 一次性消毒湿巾。 2. 含有效氯500 mg/L含氯消毒液擦拭	1. 每日清洁1次 2. 终末消毒
公用洁具（水龙头、水池、坐便器）	清水或加清洁剂湿式清洁	含有效氯500 mg/L含氯消毒液擦拭	1. 每日清洁1次 2. 污染时及时擦拭消毒
床单、被套、枕套	可集中送洗衣房清洗、消毒	首选热洗涤方法	1. 病患应一人一套一更换 2. 污染时应及时更换，清洁、消毒
被芯、枕芯、床褥垫	可集中送洗衣房清洗、消毒	床铺消毒器消毒30 min	有污染时及时更换清洗
地面	1. 湿式清扫 2. 清水或加清洁剂	含有效氯500 mg/L含氯消毒液擦拭	1. 每日清洁不少于2次 2. 污染时随时消毒
空气	1. 开窗通风 2. 自然通风不良时，使用空气消毒机	动态空气消毒器消毒30 min或参照使用说明	1. 自然通风：每日开窗通风不少于2次，每次不少于30 min 2. 空气消毒机：每日不少于2次，参照机器使用说明
便器	流动水冲洗、干燥	1. 浸泡于含有效氯500 mg/L含氯消毒液中30 min，流动水冲洗，干燥备用 2. 便器清洗消毒器处理	用后清洁，每天消毒
布巾	流动水清洗	1. 浸泡于含有效氯250～500 mg/L含氯消毒液中30 min，清水冲洗，干燥备用 2. 采取机械清洗、热力消毒、机械干燥、装箱备用	1. 一床一巾 2. 不同病患之间和洁污区域之间应更换 3. 擦拭两个不同物体表面或布巾变脏时应更换
地巾（拖把头）	流动水清洗	1. 浸泡于含有效氯500 mg/L含氯消毒液中30 min，清水冲洗，干燥备用 2. 采取机械清洗、热力消毒、机械干燥、装箱备用	每个房间1个拖把头

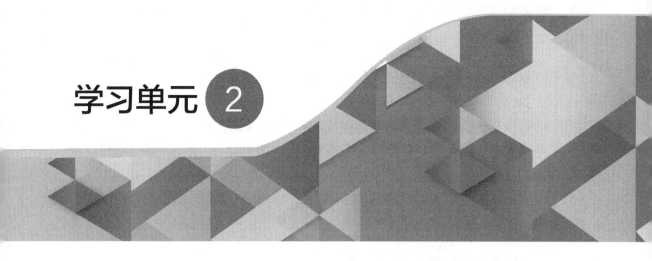

学习单元 2

传染病基本防护

知识要求

一、传染病基本定义

传染病是由致病微生物或寄生虫引起的，可在人群中传播，并有一定的发生和传播规律，需要采取一定措施才能预防或控制的疾病。《中华人民共和国传染病防治法》中规定的传染病有甲、乙、丙 3 类。

二、传染病的预防

控制传染病暴发流行的主要手段是切断传播途径并保护易感人群，因此一旦发现患有传染性疾病时应及时向有关部门报告并注意隔离，防止传染他人。

1. 呼吸道传染疾病（空气或飞沫传播）

（1）注意空气流通，家庭及公共场所应保持空气流通。

（2）搞好环境卫生，保持室内和周围环境清洁。

（3）勤洗手，使用肥皂或洗手液并用流动水洗手，不用污浊的毛巾擦手。

（4）咳嗽和打喷嚏时用手帕或纸巾掩住口鼻，避免飞沫污染他人。

（5）针对疑似病例行呼吸道隔离，尽量避免与其密切接触，照顾病患时应戴口罩或行其他的防护措施。

（6）流行季节前可进行相应的预防接种，如注射流感、麻疹、流脑等疫苗以预防相应的呼吸道传染病。

2. 消化道传染疾病（粪口传播）

（1）讲究个人卫生，饭前便后常规洗手，加工食物前把手洗干净，不喝生水，不吃生食。

（2）不吃腐败变质或被污水浸泡过的食物和未洗净的水果、蔬菜。

（3）所有的食品尤其是海产品、水产品等应深度加工后食用。

（4）不与他人共用餐具、毛巾等物品，感染者或者可疑者应远离厨房或食物加工场所，不能加工食物。

（5）及时用含氯漂白剂或其他有效消毒剂清洗消毒被病患呕吐物或粪便污染的表面，立即脱掉和清洗被污染的衣物、床单等，清洗时应戴上橡胶或一次性手套，并在清洗后认真洗手。

（6）应注意休息和合理营养，提高自身的免疫力。

3. 血液传染疾病（血液传播）

（1）如皮肤有伤口，应先用消毒液清洗干净，然后贴上防水敷料。

（2）处理伤口时戴乳胶手套，避免直接接触他人的血液或体液。

（3）如果不小心接触了血液或体液，应立即用肥皂和流动水洗手。

（4）如果眼睛被他人的血液或体液污染，应立即用清水冲洗。

（5）如被沾有异物血液的工具刺伤流血时，应立即挤出血液并清洗伤口，然后用消毒液清洗干净并贴上防水敷料。

（6）如果怀疑自己被血液传播引起的疾病感染，应立即到感染科就诊。

三、防护用品的穿脱与使用

1. 隔离衣的穿脱

（1）穿隔离衣

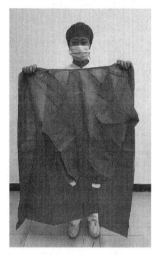

1）戴好口罩，双手拎起隔离衣。

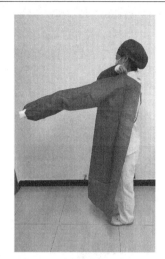

2）右手提衣领，左手伸入袖内，右手将衣领向上拉，露出左手。

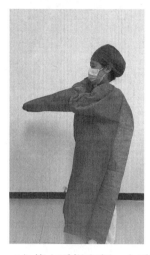

3）换左手提衣领，右手伸入袖内，露出右手，勿触及面部。

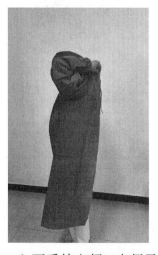

4）两手持衣领，由领子中央顺着边缘向后系好颈后带子。

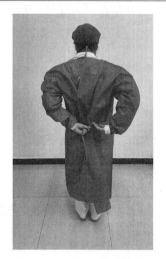

5）双手在背后系好腰带。

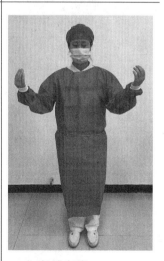

6）穿戴完毕。

（2）脱隔离衣

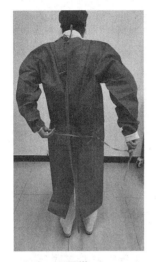

1）解开腰带。

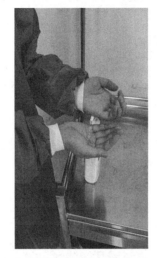

2）手消毒。

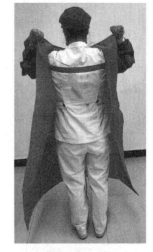

3）解开颈后带子。

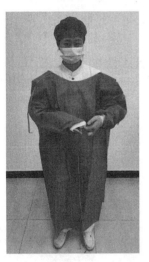

4）左手伸入右手腕部袖内，拉下袖子过手。

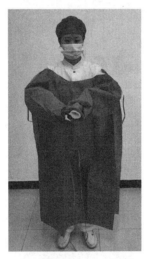

5）用遮盖的右手握住左手隔离衣袖子的外面，拉下右侧袖子。双手交替从袖管退出，脱下隔离衣。

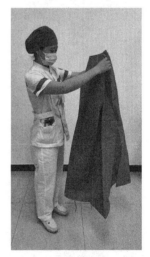

6）污染面向内卷成包裹状，丢至医用垃圾桶。

2. 防护服的穿脱

（1）穿防护服

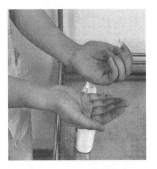

1）做好手卫生。

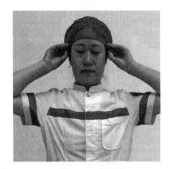

2）戴一次性工作帽。

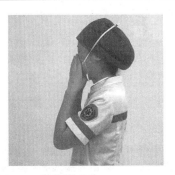

3）戴 N95 口罩。

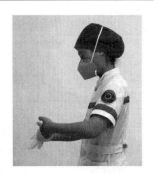

4）戴内层手套。

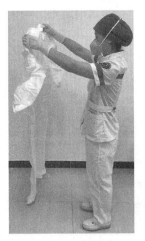

5）检查防护服。

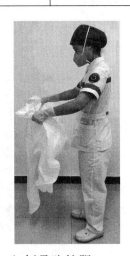

6）折叠防护服。

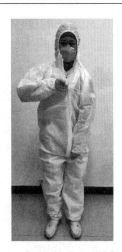

7）穿戴防护服并拉上拉链。

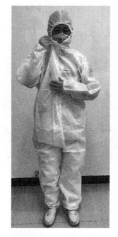

8）固定胶条。

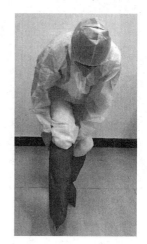

9）穿上鞋套。

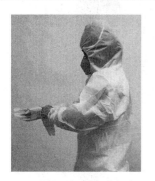

10）戴好外层手套。

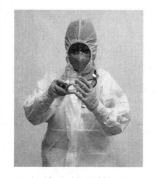

11）检查护目镜。

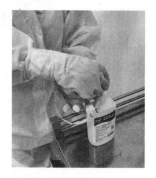

12）涂抹防雾剂。

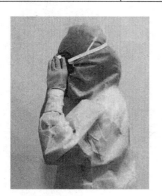

13）戴上护目镜。

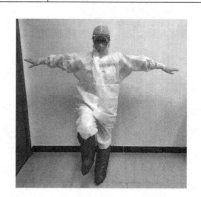

14）检查防护服气密性。

（2）脱防护服

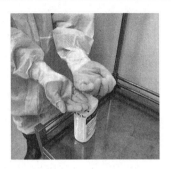 1）做好手卫生。	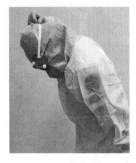 2）脱下护目镜，丢入医用垃圾桶。
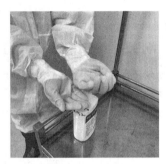 3）做好手卫生。	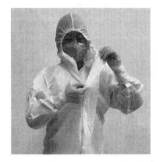 4）解开拉链扣，拉开拉链。

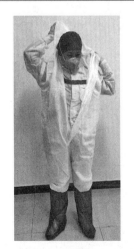 5）向上提拉帽子，使帽子脱离头部。	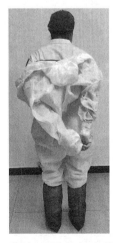 6）将外层手套与防护服袖口脱出。	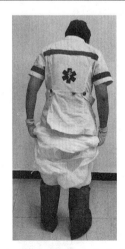 7）将防护服由内向外包裹。

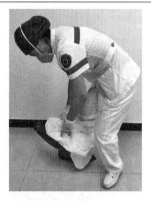

8）将防护服连同靴套一同脱下。

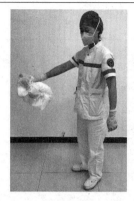

9）将防护服和外层手套由内面向外包好。

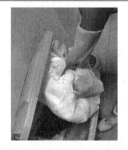

10）将防护服丢入医用垃圾桶。

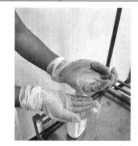

11）做好手卫生。

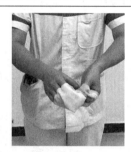

12）脱下内层手套，由内向外包好丢入医用垃圾桶。

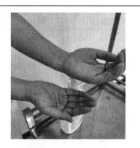

13）做好手卫生。

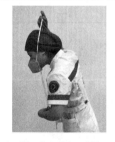

14）脱下内层口罩，由内向外包好丢入医用垃圾桶。

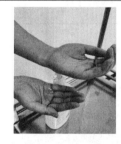

15）做好手卫生。

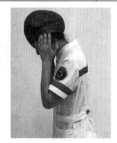

16）脱下一次性帽，由内向外包好丢入医用垃圾桶。

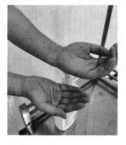

17）做好手卫生。

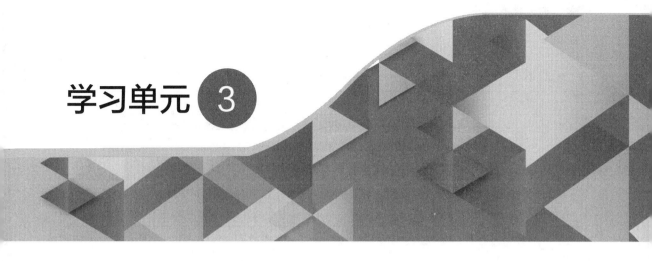

学习单元 3

床旁隔离

知识要求

一、隔离与床旁隔离的定义

1. 隔离

隔离是将传染源（即感染病患或无症状感染者）、高度易感人群安置在指定的地方，暂时避免和周围人群接触，以达到控制传染源、切断传播途径、保护易感人群的目的。

2. 床旁隔离

床旁隔离是指为防止床旁活动的病患、非清洁的环境或物品上的细菌传播到另一床，而在病患的周围设置隔离措施，并把病患和污物放置于其范围内。

二、传染病隔离种类

在标准预防的基础上，可根据传染病传染的强度及传播途径的不同，而选择不同的隔离种类，包括严密隔离、接触隔离、呼吸道隔离、消化道隔离等，见表7-4。

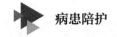

类型	适用人群
严密隔离	甲类传染病有鼠疫、霍乱两种，乙类传染病有传染性非典型肺炎、艾滋病、病毒性肝炎、新型冠状病毒感染等
接触隔离	破伤风、狂犬病等经皮肤伤口传播的疾病
呼吸道隔离	结核、麻疹、白喉、流感等通过空气或飞沫传播的呼吸道传染病
消化道隔离	甲型肝炎、伤寒、副伤寒、细菌性痢疾等通过粪口途径传播的消化道传染病

表7-4　传染病隔离的类型

技能要求

为病患实行床旁隔离

操作准备

1. 物品准备：置物车、隔离标志、警示标志、体温计、血压计、听诊器、便器、消毒液、医疗垃圾专用塑料袋及桶、屏风、洗手液、医用口罩、记录本、笔等。

2. 陪护员准备：依照实际情况穿隔离衣或防护衣。

操作步骤

步骤1　沟通与评估

与需被隔离者充分沟通，并对其进行全身情况（如精神状态、饮食、二便、睡眠等）、局部情况（如肌力、肢体活动度、皮肤情况等）、特殊情况（针对本情境可能存在的情况）等进行评估；向被隔离者解释进行床旁消毒隔离的目的与方法，消除其可能存在的恐惧心理，以取得配合。

步骤2　调整环境

携用物至床旁，将所需用品放在置物车上，推至被隔离者的床旁，关闭门窗。

需将病床安置在整个房间的一角，并于床头悬挂病原体标志，阻止病患与他人相互接触，床间距离大于1.5 m；床间距离少于1.5 m者应以屏风分隔，床边或门外应放手消毒液盆及隔离衣架。床旁设有消毒设施和专用医疗器械。

步骤3　做好标识

在房门和床头粘贴隔离标志与警示标志；将准备好的用物放在指定地点，专人专用，如体温计、血压计、听诊器、便器等；所用物品上要做好标识。

步骤4　整理用物

先为其他病患提供照料，被隔离者安排在最后；照料完毕后，陪护员应脱去手套，消毒双手。整理各项物品。

注意事项

1. 食具、便器、体温表、听诊器应专用，呕吐物、排泄物均应消毒。

2. 有条件的可使被隔离者独居一室，无条件的将其床铺安置在房间的一角。应将感染同一种病原体的病患安排在同一居室内。

3. 隔离者转出后，病室应通风换气，进行终末消毒。病床附属设备及用品、附近地面及 2 m 以下墙壁，均须消毒。

💡 思考题

1. 简述室内温湿度的设置要求。

2. 简述常用的消毒方法及其应用。

3. 简述传染病的预防方法。

4. 简述隔离衣的穿脱方法。

5. 简述防护服的穿脱方法。

培训任务 8

异常情况应对

应急救护

🔖 知识要求

一、跌倒和坠床

跌倒是指身体任何部位（不包括双脚）因失去平衡而意外地与地面接触。

坠床是指人员非计划性地从离地一定高度的床上跌落至地面。

跌倒和坠床不仅使病患感到恐惧和焦虑，而且跌倒和坠床后可能会造成脑部损伤、软组织损伤、出血、骨折、晕厥等，甚至危及生命。

1. 原因

（1）年龄。年龄是导致病患跌倒和坠床的显著危险因素。病患各器官因年龄增长而退化，如心肺功能不全、体力衰退、骨质疏松、认知能力减退等，均易导致跌倒、坠床事件的发生。

（2）疾病。神经系统疾病可导致肢体肌力下降、肌肉萎缩、关节运动受限、平衡功能受损等，使病患移动速度及控制能力下降；心血管疾病往往会引起心脑缺血，诱发心绞痛、头晕、黑蒙、晕厥；低血糖易导致头晕、疲乏无力等；病患快速改变体位可导致头晕、体力不支等；躁动、癫痫等精神疾病可导致病患视物不清，平衡力与判断力降低。

（3）环境、设备。环境陌生、光线昏暗、地面潮湿、积水等；家具摆放杂乱，过道拥堵、狭窄；床挡未拉起或者使用坏的床挡；安全防护装置缺失或损坏，如轮椅刹车损坏、厕所无扶手等；均易导致病患跌倒、坠床。

（4）心理。部分病患因怕麻烦别人而遭嫌弃，又高估自己的生活能力，常在不愿让人帮助的情况下发生意外。

（5）衣着。衣裤不合体，过大过长；鞋袜大小不合适，鞋底光滑，未系鞋带；穿拖鞋走路；易导致病患跌倒。

（6）药物。降压药可出现"降压不良综合征"；降糖药可出现低血糖反应；抗心律失常药可出现头昏眼花；利尿剂可引起电解质紊乱等。

2. 防范措施

（1）对陪护员进行培训教育，提高应对能力。病患活动、转运时，需做好安全防护措施。

（2）保持房间整洁有序，保持地面干爽，保持通道无障碍通行，提供光线良好的活动环境。经常检查生活用品、辅助工具和载具，如有损坏，及时维修或更换。

（3）病患不慎坠床或跌倒时，陪护员应立即到病患身边，迅速查看病患全身状况和局部受伤情况，并通知医护人员或拨打就医电话。配合医护人员对病患进行检查和急救处置。

3. 外伤处置

（1）骨折固定。固定的材料主要有木制、铁制、塑料制临时夹板。现场无夹板可就地取材，采用木板、树枝、竹竿等作为临时固定材料。如无辅助固定的物品，可固定于病患躯干或健肢上。

1）固定方法

①上臂骨折健肢固定法。用三角巾、浴巾或床单等包绕肩、肘关节后，将上臂固定于躯干；用三角巾或浴巾、床单等将前臂悬挂于胸前。

②前臂骨折健肢固定法。用三角巾或浴巾、床单等包绕骨折两端关节，将伤臂悬挂于胸前，再取五指宽条带将前臂固定于躯干。

③大腿骨折夹板固定法。夹板塑形后（或就地取材）置于大腿内、外两侧，内侧夹板上端至会阴部，下端跨过踝关节，多余部分沿足底反折；外侧夹板上端至髋关节，下端跨过踝关节；骨突出部位加衬垫；用条带依次固定骨折上端、下端、髋关节和膝关节，"8"字形固定踝关节。

④小腿骨折夹板固定法。夹板塑形后（或就地取材）置于小腿内、外两侧，夹板上端超过膝关节至少 10 cm，下端跨过踝关节，多余部分沿足底反折；骨突出部位加衬垫；用条带依次固定骨折上端、下端和膝关节，"8"字形固定踝关节。

⑤骨盆骨折健肢固定法。先让病患仰卧，在其两膝下放置软垫，膝关节屈曲以减轻骨折的疼痛；准备 2 条三角巾或床单，折叠成宽带形，1 条于腰骶部经髋前至小腹正中打结；1 条经小腹正中绕髋部于腰骶部正中打结固定。

2）注意事项

①固定时，选择的夹板、木棍、木板的长度应长于骨折断端的上下两个关节。

②骨折固定要松紧适度，不可过紧，以免影响血液循环。

③骨折固定要采取措施，制动骨折断端上下两个关节。

④当不确定病患是否骨折时，怀疑骨折即按骨折处理。

⑤骨折固定后要暴露肢体末端，并时刻观察皮肤颜色变化，判断血供情况。

⑥若病患为脊柱、髋部骨折，切勿移动病患，待医护人员到场后再协助处理。

（2）外伤止血

1）一般止血法。用碘伏溶液涂擦伤口消毒，用无菌敷料或干净透气、无黏性、吸水性好的临时敷料覆盖伤口，用手在敷料上施压 5~10 min，如图 8-1 所示，也可以请伤者自行按压。

2）加压包扎止血法。暴露伤口并消毒后，将无菌敷料或临时敷料放在伤口上，用毛巾、手绢或者衣服适当垫厚，使局部压力增大，最后用绷带、三角巾或者布条等进行缠绕，起到压迫止血的作用，如图 8-2 所示。

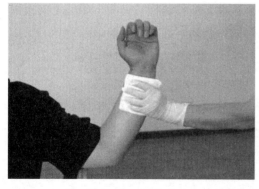

图 8-1　一般止血

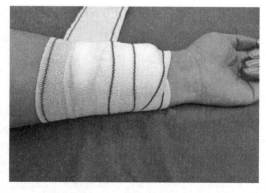

图 8-2　加压包扎止血

（3）外伤包扎。常用的包扎材料是卷轴绷带和三角巾，也可用毛巾、衣物等。

1）绷带包扎。绷带适用头颈部位、四肢部位伤口的包扎，其具体操作见表 8-1。

表 8-1 绷带包扎

图示	说明
	环形包扎法 在包扎处环形缠绕，最后剪开带尾分成两条打结固定，或用胶布固定 适用于颈、胸、腕部的包扎
	蛇形包扎法 斜行环绕，每周间留空限，互不遮盖 适用于临时简单包扎
	螺旋反折形包扎法 螺形缠绕，后周遮盖前周的 1/3~1/2，每周反折约成等腰三角形 适用于径围不一致的前臂和小腿包扎
	"8"字形包扎法 包扎时一圈向上，一圈向下，每一圈在关节的曲面与上一圈相交，并重叠上一圈的 1/3~1/2，重复做"8"字形旋转缠绕 适用于膝、踝、肘等关节部位包扎

2）三角巾头部帽式包扎

①适用范围：颅顶部创伤。

②操作方法：敷料覆于伤处；将三角巾底边反折 1~2 横指宽，置于眉弓上缘，顶角垂于枕后；拉紧底边，经双侧耳上于枕后交叉，压住顶角；将顶角一并绕至额部打结，如图 8-3 所示。

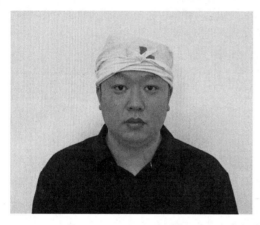
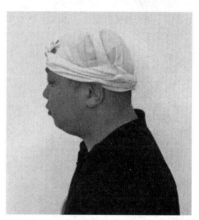

图 8-3　头部帽式包扎

3）三角巾胸（背）部一般包扎

①适用范围：胸（背）部创伤。

②操作方法：敷料覆于伤处；三角巾底边内折 1~2 cm，压住敷料，顶角朝上对准伤侧锁骨中线；拉紧两底角，相遇打结；顶角系带越过伤侧肩部，与底边一并打结，如图 8-4 所示。

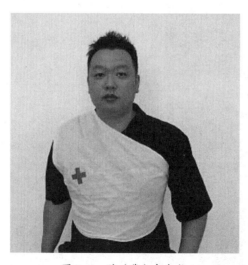

图 8-4　胸（背）部包扎

4）三角巾单肩燕尾式包扎

①适用范围：肩部创伤。

②操作方法：敷料覆于伤处；三角巾折成燕尾式，后角压前角，后角大于前角；燕尾夹角对准病患颈部，平铺于敷料上方；拉紧两燕尾角于对侧腋下打结，再将两燕尾底角环绕上臂，在上 1/3 处相遇打结，如图 8-5 所示。

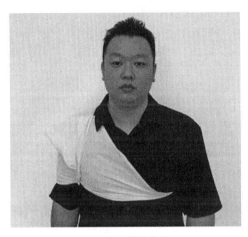

图 8-5　单肩包扎

（4）注意事项

1）止血、包扎时要有时间观念、无菌观念，动作要快，止血、包扎要准确、牢固，动作要轻柔、细致，爱护病患，避免二次伤害，以"快、准、轻、牢、细"为原则。

2）止血方法要根据动脉出血、静脉出血、毛细血管出血等不同类型，选择合适的止血方法。

3）如果采用止血带止血法，一定要标注止血时间，并关注肢体末端皮肤颜色变化。

4）包扎时要避开伤口打结，切勿将结打在伤口上。

二、烧烫伤

烧烫伤是指因热力，包括热液（水、汤、油等）、蒸汽、高温气体、火焰等导致的组织损害，主要指皮肤或黏膜损害，严重者也可伤及皮下或黏膜下组织（如肌肉、骨、关节，甚至内脏）。

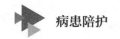

1. 原因

（1）外在因素。热液和火焰伤是发生烧烫伤的主要原因。由于家用电器的日益普及，电烧伤引起的伤害也较为常见。此外，因长时间接触低热热源（如热水袋、暖宝宝、电热毯等）而导致的低热烧烫伤也很常见。

（2）内在因素。生活部分自理或完全不能自理者、肢体感知觉障碍者是烧烫伤高危人群。加上病患随年龄增长，皮肤对温度、疼痛感觉越发迟钝，对不良刺激的反应和免疫功能下降，即使是正常的温度、时间、距离，仍可能造成病患烧烫伤，且初期不易被察觉。

2. 应急处置

（1）协助病患迅速脱离危险环境，远离火源、热源，避免加重损伤。

（2）脱去创面衣物，充分暴露创面，清理创面附着污物。

（3）对局部受伤的部位进行快速物理降温，立即用冷水持续冲淋或浸泡 20 min 以上，或用冰袋裹住干净的毛巾冷敷，进行局部物理降温，减轻疼痛。

（4）如果创面比较小，可用消毒棉签对患处进行消毒，避免感染。之后视情况涂抹烧伤膏。

（5）如果创面较大较深，可用干净的纱布或毛巾覆盖创面，视情况用医用胶布或绷带固定，保护创面，避免感染，尽快送至医院或诊疗室进一步治疗。

三、晕厥

1. 原因

晕厥是由于大脑供血或供氧不足引起短暂性意识丧失的一种状态。病患会因一时失去维持身体的张力而倒地，伴有头晕、恶心、面色苍白、抽搐等表现，具有突然发作、可自行恢复、恢复后一般不留后遗症的特点。

2. 应急处置

（1）查看病患状况，检查健康体征，评估病患当前状况。

（2）迅速采取恢复体位，解开衣领、皮带，并保持室内空气流通，保持病患呼吸道通畅，避免窒息。

（3）视情进行心肺复苏，如果病患无意识、呼吸、脉搏，须立即进行心肺复苏，并寻求医护人员帮助。

技能要求

病患跌倒或坠床的风险评估

操作步骤

步骤 1 评估病患身体状况及活动能力，判断是否存在影响视觉、脑部血供和氧供的疾病，视情全程陪护和协助病患活动。

步骤 2 评估病患心理状况，评估是否存在怕麻烦别人、又高估自己能力的现象。

步骤 3 评估病患着装影响，检查病患衣裤是否合体，鞋袜大小及鞋底是否防滑。

步骤 4 评估病患用药影响，例如，输液时，器具是否影响活动；是否使用影响活动的药物等。

步骤 5 评估环境安全状况，例如，是否存在光线昏暗、地面潮湿、积水，家具摆放凌乱，过道拥堵、狭窄，厕所无扶手等现象。

步骤 6 评估用品用具安全状况，检查床、平车、轮椅有无安全扶手、制动系统安全性能等。

注意事项

1. 有视觉障碍、精神障碍的病患，需全程陪护，避免发生意外。

2. 与病患及家属多沟通，时常进行安全告知，防范跌倒或坠床。

3. 备干拖把或抹布，时刻保持地面干燥、清洁。

4. 照明灯、用品用具有损坏，及时修理。

5. 可以设置警示标识，提醒防范。

烫伤后冷湿敷操作

操作准备

物品准备：干净的毛巾、水盆、冰袋、纸巾等生活用品，消毒棉签、医用纱布、医用胶布或绷带、消毒液等医疗用品，湿润烧伤膏、磺胺嘧啶银软膏等防治烧烫伤药物。

操作步骤

步骤 1 离

协助病患迅速脱离危险环境，远离火源、热源。

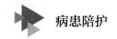

步骤2　脱

脱去创面衣物，充分暴露创面，清理创面附着污物。

步骤3　冲、泡、敷

立即用冷水持续冲淋或浸泡 20 min 以上，或用冰袋裹住干净的毛巾冷敷，进行局部物理降温，减轻疼痛。

步骤4　消

进行皮肤消毒，用纸巾擦干皮肤后，再用消毒棉签对患处进行消毒，避免感染。

步骤5　涂

根据创面的情况视情涂抹磺胺嘧啶银软膏、湿润烧伤膏等药物。

步骤6　盖

如果创面较大较深，可用干净的纱布或毛巾覆盖创面，视情用医用胶布或绷带固定，保护创面，避免感染，方便转运。

步骤7　送

尽快送至医院或诊疗室进一步治疗。

步骤8　告

向医护人员和家属报告病患受伤和处置情况，视情做好记录。

注意事项

1. "冲、泡、敷"时间尽可能长，一般不低于 20 min，如果仍感觉疼痛，可继续进行该操作。

2. 如创面有水泡，切勿盲目挑破，应让医护人员处理。

3. 勿使用涂牙膏、酱油等方法处理伤口，以免加重创面污染，导致感染加重。

心肺复苏术

操作准备

物品准备：血压计、听诊器等。

操作步骤

步骤1　评估

呼叫，拍打病患肩部（轻拍重喊），测脉搏，同时脸贴近病患口鼻，视线看向胸廓，判断呼吸。判断有无呼吸要在 10 s 内完成。

步骤 2　去枕松衣

使病患平躺，去枕。解衣领、松裤带、暴露胸廓。若为女性，则松开其内衣。

步骤 3　胸外按压

照护人员掌根部位于病患胸骨中线与两乳头连线交点或胸骨下半部，双手交叠，肘关节伸直，以髋关节为支点，双上肢与病患水平面垂直。按压手法要领为：扣（手指交叉），翘（下手指上翘），看（看呼吸），直（身体直、手臂直），直（眼睛直视病患）。按压应使胸骨下陷至少 5 cm，每次按压后使胸廓完全反弹；按压频率为每分钟 100～120 次。

胸外按压如图 8-6 所示。

步骤 4　人工呼吸

常用仰面举颌法开放气道，如图 8-7 所示。

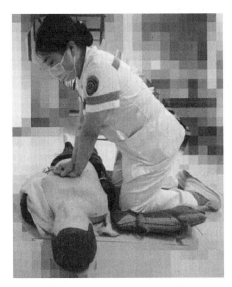

图 8-6　胸外按压

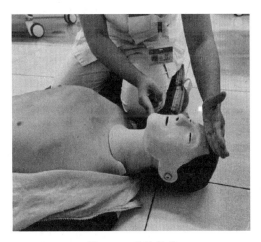

图 8-7　开放气道

照护人员一手捏住病患鼻子，另一手撑口（手掌不压迫颈部），深吸气，口密封（盖住病患整个口周）送气，送气时间为 1 s，并观察胸廓有无抬起，抬头，松鼻，保持病患头后仰。

胸外按压和人工通气的比例是 30 ∶ 2，也就是给予病患 30 次胸外按压之后，予以 2 次的人工通气。

步骤 5　判断

用右手食指、中指触摸颈动脉数十秒，如自主呼吸恢复，颈动脉波动恢复，立即报告，同时测量血压。

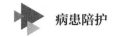

确认病患已恢复自主呼吸，对其进行心理安抚。

步骤6 整理记录

整理病患衣服，垫枕，合理安置病患。洗手，记录操作情况。

海姆立克急救法

操作步骤

步骤1 陪护员以前腿（置于病患两腿之间）微屈、后腿蹬的姿势站在病患背后，使病患靠坐在陪护员弯起的大腿上，并让其身体略前倾，嘴张开，如图8-8所示。

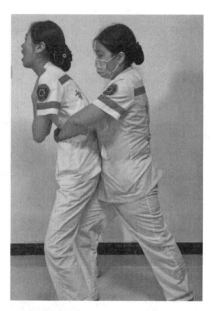

图8-8 海姆立克急救法站立姿势

步骤2 将双臂分别从病患腋下前伸并环抱病患。同时左手握拳，右手从前方握住左拳，使左拳虎口贴在病患剑突与肚脐之间的上腹部中央。

步骤3 快速用力收紧双臂，用左拳虎口向病患上腹部内上方冲击，使其上腹部下陷，腹压升高，迫使膈肌上升而挤压肺及支气管，使气道内产生一定的气流。

步骤4 施压完毕后立即放松手臂，再重复操作，直到气道内异物被排出。

步骤5 如果病患气道内异物无法排出，因缺氧导致心搏骤停，立即为病患实施心肺复苏。

步骤6 异物排出后，安置病患取舒适体位，记录操作情况。

注意事项

1. 在操作时掌握好力度，海姆立克操作虽卓有成效，但也可产生并发症，如肋骨骨折、腹腔或胸腔内脏破裂或撕裂。

2. 使用此方法成功抢救病患后，应询问病患有无不适，检查病患有无并发症发生。

压力性损伤病患的陪护

压力性损伤是位于骨隆突处、医疗或其他器械下的皮肤和/或软组织的局部损伤，可表现为完整皮肤或开放性溃疡，可能会伴疼痛感，可影响疾病的转归甚至威胁病患的生命。

一、易出现压力性损伤的部位

压力性损伤多发生于无肌肉包裹或肌肉层较薄、缺乏脂肪组织保护又经常受压的骨隆突部位，不同体位的好发部位见表 8-2。

表 8-2   压力性损伤的好发部位

体位	好发部位
仰卧位	枕骨粗隆、肩胛部、肘部、脊椎体隆突处、骶尾部（最多见）、足跟
侧卧位	耳廓、肩峰、肘部、肋骨、髋部、膝关节内外侧、内外踝
俯卧位	耳廓、颊部、下颌、肩部、女性乳房、肋缘突出部、男性生殖器、髂前上棘、膝部、足尖
坐位	肘关节、坐骨结节、肩胛骨、足跟

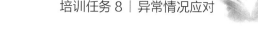

二、压力性损伤的分期

根据 2016 年美国压疮咨询委员会（NPUAP）对压力性损伤的分期，压力性损伤的分期见表 8-3。

表 8-3   压力性损伤的分期

分期	表现
1 期	局部皮肤完整，出现指压不变白的红斑，肤色较深者可能会有不同颜色的呈现
2 期	部分皮层缺损，伴有真皮层暴露，基底呈现粉红色或红色，组织湿润，可以是充满浆液而完整或破掉的水泡。2 期压力性损伤不应该被用来描述与潮湿相关的皮肤损伤，包括失禁性皮肤炎，医疗黏性相关的皮肤损伤如皮肤撕裂伤，或外伤性伤口（烧伤、擦伤）
3 期	全皮层受损，在伤口中可见皮下脂肪（脂肪）和肉芽组织，不会暴露筋膜、肌肉、肌腱、韧带、软骨和骨头
4 期	全层皮肤及组织缺失，伤口处裸露或直接可触及其筋膜、肌肉、肌腱、韧带、软骨或骨头，伤口可见到腐肉、焦痂
不可分期	深度未知的全层皮肤和组织缺失，被腐肉或焦痂覆盖，导致伤口无法确认分级
深部组织损伤	皮肤持续性呈现无法反白的深红色、褐色或紫色的颜色病灶，局部存在有持续性无法反白的深红色、褐色或紫色的皮肤变色，或是表皮分离，显示出黯黑色的伤口床或充血的水泡

 相关链接

附加的压力性损伤定义

1. 器械相关压力性损伤

器械相关压力性损伤是指用于诊断或治疗的医疗器材、设备、家具和日常用品等对皮肤产生的压力性损伤，这种损伤一般会呈现出施压的范围或形状。

2. 黏膜压力性损伤

黏膜压力性损伤是由发生于该部位曾经使用过某种医疗器材（通常是管路及其固定装置）对黏膜施加持续的压力和剪切力造成的，因黏膜层组织的解剖学限制，目前黏膜压力性损伤无法进行分期。

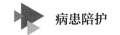

三、压力性损伤的引发因素

1. 外在因素

（1）压力。压力垂直作用于受力面，是压力性损伤发生的主要因素。局部组织持续受压可导致毛细血管血液循环障碍，造成组织缺氧，引起组织损害，多见于长时间不改变体位者，如长期卧床、长时间坐轮椅的病患。

（2）摩擦力。两物体表面运动时产生阻碍物体运动的阻力，当摩擦力作用于皮肤时，易破坏皮肤的角质层。病患在床上活动或移动时，皮肤受到床单和衣服表面的逆行阻力摩擦，易损伤皮肤角质层。

（3）剪切力。由两层组织相邻表面间的滑行而产生的进行性的相对移动所引起，由摩擦力与压力相加而成，与体位有密切关系。如病患平卧时抬高床头可使身体下滑，产生剪切力，使皮肤血液循环障碍，可损伤深层皮肤，发生压力性损伤。

（4）外力。卧床病患大小便失禁、出汗、创面伤口渗出、引流液渗漏等，导致皮肤浸湿，弹性下降，抵抗力减弱，易被剪切力、摩擦损伤。

2. 内在因素

（1）营养。营养不良既是压力性损伤发生的危险因素，也是其经久不愈的主要影响因素。全身营养不良或水肿的病患皮肤组织较薄，抵抗力弱，受压部位缺血、缺氧更为严重，易导致皮肤破损。

（2）运动障碍、感觉障碍、急性病、年龄、体重、血管病变、脱水等。

3. 诱发因素

（1）组织持续受压产生缺血、缺氧和营养物质供应不足，合并体温升高引起的高代谢需求，可增加压力性损伤的易感性。

（2）坐、卧的姿势，移动病患的技术，患者大小便失禁等。

四、压力性损伤的预防

1. 做到"五勤"，即勤观察、勤翻身、勤擦洗、勤整理、勤更换。

2. 协助医护人员评估病患病情、意识状态、体重、肢体活动能力、皮肤完整性、病患心理反应及配合情况等。

3. 保持病患皮肤清洁干燥，可增强皮肤的抗摩擦力，每天早、晚用温水轻轻擦洗受压部位；选用温和的香皂，每次洗完后注意涂抹润肤膏，避免皮肤干燥、皲裂。

4. 在医护人员的指导下，检查病患皮肤情况，有无发红、水疱、破损、皮屑等，出现异常情况及时报告医护人员，给予处理。

5. 在医护人员指导下，根据患者病情、体重等情况，确定翻身间隔时间，选择翻身方法及体位。临床上卧位平均每 2 h 翻身 1 次；坐位每 30～60 min 更换体位，每 15 min 抬高身体；平卧位时除特殊治疗需要外，床头抬高角度不大于 30°。

6. 如果发现皮肤因受压发红，解除压力 30 min 后，压红不消退，可增加翻身次数，减少每次间隔时间，发红部位不可再受压，可用软枕垫起。不建议进行局部按摩，因为按摩并不能防治压力性损伤发生，反而会加重深层组织损害。

7. 对留置导管的病患，在医护人员的指导下随时观察导管位置、通畅性，以及导管固定部位的皮肤状况，有异常及时报告医护人员。协助医护人员更换粘贴皮肤的位置，或者用纱布包裹，降低导管对皮肤的压迫。

8. 对使用医疗器械的病患，由医护人员指导观察，保持皮肤清洁。发现异常及时报告，定时给予松懈。

9. 在医护人员指导下，可使用新型的敷料以保持皮肤的完整性，如液体敷料、水胶体敷料、透明敷料、泡沫敷料等。

10. 大小便失禁的病患，出现污渍要及时清洁并保持干燥，肛周及会阴部先用软毛巾蘸温水清洁皮肤（禁止用力涂擦皮肤），待皮肤清洁且干燥后，在医护人员指导下给予贴保护膜或涂皮肤保护剂（每日 1～2 次），避免潮湿。对于尿失禁的男性病患，可用保鲜袋固定于阴茎形成一个接尿器，能够有效避免潮湿。

11. 使用便盆时应协助病患抬高臀部，不可硬塞、硬拉，可在便盆上垫软纸或布垫，不可使用破损的便器。

12. 对于感觉功能下降的病患（如糖尿病、水肿严重、休克等），应避免使用热水袋、冰块，并保持床单平整、干净、无皱褶。

13. 在病情允许情况下，鼓励病患进食，保证充足的营养，应给予高蛋白、高维生素饮食；不能进食的病患应考虑进行鼻饲或静脉补充。

技能要求

为病患翻身

操作准备

1. 物品准备：软枕数个。

2. 陪护员准备：着装整洁，洗净双手，必要时佩戴口罩。

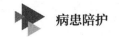

操作步骤

步骤 1 评估病患营养状态、受压部位皮肤情况，向病患解释翻身目的、操作方法，取得配合。

步骤 2 松开床尾盖被，协助病患屈膝仰卧位，双手放在腹部，以免受压。

步骤 3 将枕头移向对侧。

步骤 4 将病患上半身移向自己站立的一侧床沿。

步骤 5 将病患双下肢移近同侧床沿并使之屈膝。

步骤 6 一手扶肩，一手扶膝，轻轻推病患转向对侧，使之背对陪护员，双腿稍弯曲，将枕头移于头下。

步骤 7 在病患背部、两膝之间垫上软枕，保持体位稳定舒适。

步骤 8 整理床铺，洗手，必要时做好记录。

注意事项

1. 协助病患翻身时，让病患尽量靠近陪护员，使其保持平衡稳定。

2. 协助病患翻身时，不可拖、拉、拽，应将病患稍抬起后再行翻身。可通过提起床单来抬高病患以减少摩擦。移动后须用软枕垫在背部及膝下，脚跟悬空离开床垫，减轻局部压力。

3. 如病患身上留有管道和输液装置，翻身时应先安置妥当，翻身后检查装置，注意保持导管通畅。重症病患翻身要有医护人员指导。

4. 注意病患安全，防止坠床。

思考题

1. 简述跌倒与坠床的原因、防范措施。

2. 简述骨折固定、外伤止血与包扎的方法。

3. 简述烧烫伤、晕厥的原因及应急处置。

4. 简述压力性损伤的分期及特点。

5. 简述压力性损伤的预防措施。

培训任务 9

安全防护

环境安全防护

知识要求

一、防火

1. 火灾发生的危险因素

（1）电气火灾。因用电不慎造成的火灾，多是由于电器设备安装、使用违反安全管理规定，存在乱拉私接电线、超负荷使用电器设备等现象。

（2）家中堆放危险品。家中存放汽油，酒精、香蕉水等易燃易爆物品引起火灾。

（3）用火不慎。因生产、生活需要使用明火操作，使用或管理不当，蔓延至其他可燃物未及时发现和扑灭，就会引起火灾，如家中油锅温度过高、蜡烛、火炉取暖等引起火灾。

（4）玩火。儿童缺乏安全意识，因好奇或娱乐玩火或室内燃放烟花爆竹等引起火灾。

（5）吸烟或乱扔烟头。床头吸烟或丢弃未熄灭烟头等如果碰到易燃物，又没有及时发现引起火灾。

（6）爆炸起火。燃气爆炸、微波炉、蓄电池等引起火灾。

2. 火灾的救援措施

（1）一旦发现起火，要保持镇静，不要惊慌失措，如果火势不大，应迅速利用淋湿的棉被、毛毯或备有的简易灭火器材，采取有效措施设法扑救初起火灾。若火势较大，应迅速拨打火警电话"119"并组织人员撤离。报警时要讲明发生火灾的详细地址、起火部位、着火物质、火势大小，是否有人被困，有无爆炸危险物品等情况，以及报警人姓名及电话号码，并派人到路口迎接消防车。

（2）油锅着火，不能泼水灭火，应关闭炉灶燃气阀门，直接盖上锅盖或用湿抹布覆盖，隔绝空气，还可向锅内放入切好的蔬菜冷却灭火。

（3）燃气罐着火，要用浸湿的被褥、衣物捂盖灭火，并迅速关闭阀门。

（4）家用电器或线路着火，要先切断电源，再用干粉或气体灭火器灭火，不可直接泼水灭火，以防触电或电器爆炸伤人。

（5）救火时门窗要慢开，以免空气对流加速火焰蔓延和火焰突然窜出伤人。

（6）从烟火中出逃，用湿毛巾或湿布蒙住口鼻，减少烟气吸入。如烟不太浓，可俯下身子行走；如为浓烟，须匍匐行走，在贴近地面30 cm的空气层中，烟雾较为稀薄。

（7）如果身上着火，千万不要奔跑，要就地打滚，压灭身上火苗。

（8）发生火灾时切勿乘坐电梯，高层建筑的电梯间、通气孔道往往是火势蔓延上升的地方，且发生火灾后极易断电。

（9）如果火势逼近，又无其他逃生之路时，不要盲目跳楼，可在窗上系上绳子，也可临时撕扯床单等连接起来，顺着绳子或床单下滑。

（10）不要留恋财物，尽快逃出火场，已经逃出火场千万不要再返回。

3. 预防火灾的方法

（1）时刻树立防火安全意识，掌握一定的防火灭火常识，早发现、早消除隐患，避免火灾事故的发生。

（2）不私拉乱接电线，防止超负荷用电。使用电加热器时，人不能离开。

（3）家中不可存放汽油、香蕉水等易燃易爆物品。

（4）要及时关闭电源开关及燃气、液化气总阀门。

（5）家庭使用液化气罐或管道燃气时，要具备良好的通风条件，并经常检查，发现有漏气现象，切勿开灯、打电话，更不能动用明火，要匀速打开门窗通风，排除火灾隐患。

（6）外出时、临睡前熄灭室内火种。把烟头掐灭在烟灰缸内，不在酒后或睡前躺在床上、沙发上吸烟。

（7）要确保走道、楼梯的畅通，不在楼层通道及出口处堆物封堵，保持疏散通道和安全出口通畅。

（8）熟悉消防逃生路线，学习消防安全知识，学会使用灭火器等消防器材。

二、防盗

1. 防盗的基本要求

（1）自觉配合物业管理，出入公共防盗门随手关门，不将公共防盗门的钥匙借给他人，不随便为不认识的人开启防盗门。

（2）外出注意锁好房门，关好窗户，防止有人溜入行窃。

（3）选用质量好的防盗门，门锁坏了要及时报修。

（4）外出或入睡前认真检查门窗是否锁好，确保安全。

（5）贵重物品及衣物应该远离窗口，防止有人从窗口采取"钩钓"方式实施盗窃。

（6）对上门维修、检查、收费的陌生人，要查明其确切身份，不要轻易给陌生人开门。

2. 遇到盗窃发生的补救措施

（1）保护现场，及时报案。一旦发现被盗以后，不要惊慌失措，应保护好现场，并及时拨打"110"报警，勿将现场有关的痕迹物证破坏。

（2）如果发现可疑人员，一定要提高警惕，沉着冷静，主动上前询问，并设法及时通知安保人员或拨打"110"报警。

（3）及时报失，配合调查。如发现存折被盗，应当尽快到银行挂失，并积极配合公安部门的调查取证工作。

三、防燃气中毒

1. 燃气中毒的危害

在短时间内吸入较高浓度的一氧化碳导致的组织缺氧、意识障碍，甚至死亡的有害气体中毒称为急性一氧化碳中毒，通常也被称为燃气中毒。一氧化碳是无色、无臭、无味、有毒的气体，由含碳物质不完全燃烧而产生。一氧化碳吸入后，与血中血红蛋白结合，形成碳氧血红蛋白，使血液失去携带氧气的能力，造成中枢神经系统、心脏、肾脏、肝脏等组织器官缺氧。

轻度中毒者，可表现为头晕、头痛、恶心、呕吐、心悸、四肢无力等，这个时候如果脱离中毒环境，吸入新鲜空气，可有效缓解。中度中毒者除以上症状加重外，可出现面色潮红、口唇樱桃红色、脉快、烦躁、昏睡或浅昏迷，如果及时脱离中毒环境，一般经医生治疗可恢复，无明显后遗症。重度中毒可呈现深昏迷状态，无任何反应，严重时有呼吸衰竭、脉搏快而弱、血压下降，危及生命，需立即脱离中毒环境，及时拨打"120"送医急救。

2. 燃气中毒的急救措施

（1）立即让病患离开中毒环境，开窗通风，移动病患于通风良好、空气新鲜的地方，注意保暖，及时拨打"120"急救电话。

（2）立即检查病患呼吸、脉搏、血压情况，让昏迷病患平躺，头偏向一侧，预防呕吐物误吸入气道，心跳呼吸停止者立即行心肺复苏术。

（3）嘱恢复意识的病患安静休息，避免活动后加重心肺负担，增加氧的耗氧量。

（4）有条件的可以转送高压氧室做高压氧治疗，尤其对中、重度燃气中毒病患有效，可减少后遗症的产生。

3. 预防燃气中毒方法

（1）尽可能避免在密闭室内或空间使用燃气热水器、燃气炉灶以及生炉取暖，使用时要及时开窗通风，保持室内空气流通。

（2）可以安装一氧化碳中毒警报装置，浓度过高时可以及时报警。

（3）定期检查燃气管道和燃气灶具是否漏气，使用燃气器具烧煮时要有人看管。

（4）不在有燃气灶的室内睡觉，临睡前应检查燃气总开关是否关闭。

（5）入室后如感觉有燃气味，应迅速打开门窗，检查有无燃气泄漏或有燃炉在室内，切勿点火。

技能要求

干粉灭火器的使用

操作步骤

干粉灭火器操作流程为一看、二提、三拔、四瞄、五压。

步骤 1 看灭火器是否在有效期内，压力表指针是否处于绿色区域。

步骤 2 提起灭火器后上下颠倒摇晃，使干粉松动。

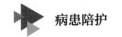

步骤3　拔下保险销。

步骤4　将灭火器瞄准火焰根部。

步骤5　对准火焰根部，压下手柄喷射，直至火焰扑灭。

注意事项

1.熟悉家庭或公共场所灭火器的放置位置，如发生火灾意外，可及时取用灭火。

2.使用前要检查灭火器是否在正常的工作压力范围，灭火器压力表分为三个颜色区域，黄色表示压力过大，可以使用，但存在爆破、爆炸风险；绿色表示压力正常；红色表示欠压。

3.喷射时要站在上风口对准火焰根部，离火焰根部距离约 3 m，直至火焰熄灭。

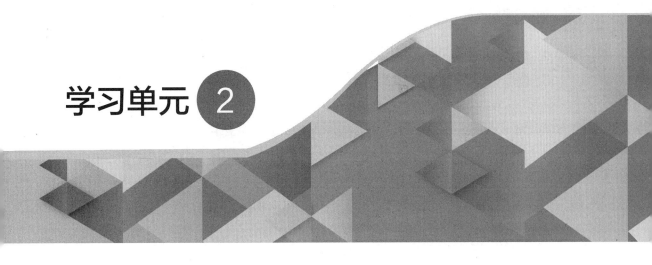

学习单元 2

安全隐患与自我防护

🔊 知识要求

一、陪护过失

1. 陪护过失的定义

陪护过失是指陪护员在陪护过程中违反相关陪护常规、法规，造成或未造成病患人身伤害、机构经济损失的行为。过失分为以下两种：一般过失标准为未给病患造成身体伤害，重大过失标准为对病患造成身体伤害或给机构造成经济损失。

陪护过失轻则影响病患的治疗护理计划，让病患对陪护员产生不信任，使陪护员产生经济上的赔付；重则影响病患的治疗效果，危害病患身体健康甚至危及生命。

2. 陪护过失的禁忌

陪护员需遵循机构管理制度，可以从事日常生活护理，但不得开展护理性技术操作，陪护中配合病区管理工作，遵守感染控制规则，不得直接向病患或家属收取服务费用，不得向病患或家属推荐或兜售任何产品或服务。

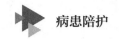

3. 陪护过失发生后的处置方法

（1）及时通知病区负责人或主管领导。

（2）积极协助现场处理，采取紧急补救措施，保存相关物品。

（3）填写陪护过失登记表，上交主管部门。

（4）主管部门组织讨论分析，对事件进行合理处置，防止类似事件再发生。

二、食品安全

1. 食品应当无毒、无害，符合营养要求，具有相应的色、香、味等感官性状。营养要求不但应包括人体代谢所需的蛋白质、脂肪、碳水化合物、维生素、矿物质等营养素的含量，还应包括该食品的消化吸收率和对人体维持正常生理功能应发挥的作用。

2. 采购合格的食品原料，不采购腐败变质、超过保质期或价格明显低于同类产品的食品。

3. 尽量缩短食品原料储存时间，做到现买现用。

4. 保持食品加工场所的环境卫生整洁，加工生食品和熟食品的砧板要严格分开使用，所有食品要烧熟煮透，尽量少食用隔夜的饭菜。

5. 洗刷消毒时使用的洗涤剂要符合食品用卫生标准。

6. 符合《中华人民共和国食品安全法》的相关规定。

三、自我保护

1. 加强锻炼，预防身体意外受伤

陪护员在进行陪护时存在诸多不安全因素，可能导致身体意外受伤，如摔跤、肌肉拉伤、腰扭伤等。陪护病患过程中，陪护员注意合理安排有规律的运动，加强身体锻炼，劳逸结合，工作时谨慎、细心，注意节力原则，加强与同事间的合作，预防身体意外受伤。

2. 做好防护，预防疾病交叉感染

陪护员在陪护病患时应遵循机构感染预防要求，戴口罩，勤洗手，做好清洁消毒工作，养成良好卫生习惯，定期接种疫苗，预防疾病感染。

3. 加强防范，预防来自病患伤害

病患由于疾病或心理情绪障碍等原因，可能有摔东西、打人等暴力倾向，陪护员

要做好评估，善于察言观色，注意锐器、棍棒、玻璃制品等危险物品的收放，必要时与病患家属沟通，取得家属同意后对病患实施安全制动，避免受到伤害。

4. 善于沟通，预防伤害

陪护员要善于同病患家属进行沟通交流，与家属通力合作，真诚服务，赢得病患及家属的信任，灵活面对和处理矛盾冲突。如果面对家属或病患的暴力伤害，要保持冷静，及时报告主管人员或拨打"110"报警，保护现场环境，如实反映问题，积极配合解决。

5. 综合应对，保持良好心理状态

陪护员要加强自我照顾，不断学习提高，多与其他陪护员或医务人员沟通交流，及时排解不良情绪，保持积极乐观的健康心态。

💡 思考题

1. 简述火灾的引发因素、救援措施及预防方法。

2. 简述盗窃事件的预防方法与补救措施。

3. 简述燃气中毒的危害、急救措施及预防方法。

4. 简述陪护过失的定义、禁忌及处置方法。

5. 简述食品安全的相关要求。

6. 简述陪护员加强自我保护的方法。

附录1　病患陪护专项职业能力考核规范

一、定义

运用病患护理的基本知识和技能，在家庭、社区、养老机构、医院等场所为病患提供陪护服务。

二、适用对象

运用或准备运用本专项职业能力求职、就业的人员。

三、能力标准与鉴定内容

能力名称：病患陪护		职业领域：其他护理人员	
工作任务	操作规范	相关知识	考核比重
（一）饮食与喂药陪护	1.能为不同年龄、病种的病患制作符合营养、卫生、食用要求的饮食（含流汁食品）和制定饮食方案 2.能给不同年龄、病种的病患喂水、喂饭 3.能正确并准时帮助病患服药（含饮用中药） 4.能正确煎制中药	1.基本的营养和不同人群的饮食 2.烹饪的原则、一般方法，病患饮食方案制定方法 3.给不同年龄和病种的病患喂水、喂饭的操作方法 4.病患用药种类（药品标签）和剂量 5.常见药物的服用方法 6.中药煎制方法	30%
（二）身心陪护	1.能正确给病患盥洗 2.能帮助卧床病患排二便 3.能协助病患测量血压、脉搏、呼吸、体温、血糖 4.能给卧床病患洗发、擦浴 5.能给卧床病患清洁口腔 6.能根据病患病情需要做冷、热敷 7.能给病患做基本的经络保健按摩 8.能协助病患坐、卧（翻身）、行，能正确搬运病患	1.给病患盥洗的方法 2.卧床病患排便、排尿方法 3.测量血压、脉搏、呼吸、体温、血糖的方法 4.给卧床病患洗发、擦浴的方法 5.给卧床病患清洁口腔的方法 6.对不同病情的病患进行冷、热敷的温度及实施方法 7.简单经络保健按摩方法 8.协助病患坐、卧（翻身）、行，以及搬运病患的方法	40%

续表

工作任务	操作规范	相关知识	考核比重
（二）身心陪护	9. 能与病患、家属进行有效沟通，并提供基本心理陪伴，舒缓病患心情 10. 能协助病患进行康复运动训练 11. 能随气温及病情变化为病患及时增减衣被	9. 基本交流方式和陪伴技巧 10. 一般康复运动方法 11. 气温及病情变化时为病患增减衣被的一般规律及常识	
（三）卫生防护	1. 能对病患生活用品、房间、环境进行清洁、消毒、调控温湿度 2. 能通过掌握的知识、技能有效预防传染病 3. 能正确对传染病病患进行隔离，对其用品、衣被等进行正确处理	1. 对病患的用品、房间及环境的清洁、消毒方法 2. 传染病预防知识 3. 传染病病患的一般隔离技术，传染病病患用品、衣被等的正确处理方法	20%
（四）异常情况应对	1. 能及时发现病患病情异常变化并呼救 2. 能判断异常生命体征，如呼吸暂停、心脏暂停，并能进行呼救或无医生情况下的临时紧急处理 3. 能预防病患发生跌倒、压疮等异常情况	1. 病患常见的异常情况及正确处理方法 2. 基本紧急呼救、施救常识 3. 防止跌倒、压疮的常识和正确处理方法	5%
（五）安全防护	1. 能有效预防家庭安全隐患 2. 能预防陪护过失 3. 能采取措施进行有效自我防护	1. 防火、防盗、防燃气中毒，防止其他险情的常识 2. 预防陪护过失的一般知识 3. 预防感染和交叉感染知识 4. 食品安全、卫生安全常识	5%

四、鉴定要求

（一）申报条件

达到法定劳动年龄，具备初中以上文化；身体健康、无传染病，无限制性残疾，手指、手臂灵活，动作协调；具有一定的口头表达能力。

（二）考评员构成

考评员应具备一定的病患陪护专业知识及实际操作经验，每个考评组中不少于 3 名（含）考评员。

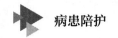

（三）鉴定方式与鉴定时间

技能操作考核采取现场实际操作方式。技能操作考核时间为 60 min，若试题中出现烹饪模块则增加 30 min。

（四）鉴定场地与设备要求

鉴定场地为医院住院病房、养老机构病房、社区陪护机构病房，或家庭室内、厨房内，要求光线良好，最好是自然光，并配备病患陪护所需的基本工具及设备。

附录2 病患陪护专项职业能力培训课程规范

培训任务	学习单元	培训重点难点	参考学时
（一） 职业准备	1. 职业	—	6
	2. 职业道德与行为礼仪	—	
	3. 人体生理系统与常见疾病	重点：人体解剖生理特点；常见疾病的陪护要点 难点：人体不同系统的生理特点；常见疾病的病因与症状	
（二） 饮食与喂药陪护	1. 为病患制作饮食	重点：饮食原则	4
	2. 为病患喂食	重点：不同体位的喂食方法 难点：鼻饲的陪护要点	
	3. 协助病患服药	重点：协助病患按时服药 难点：不同药物的用药后观察	
	4. 中药煎制与服用	重点：中药煎煮与服用方法 难点：中药基本药性	
（三） 清洁陪护	1. 床铺清洁	重点：整理床铺及更换被服	6
	2. 衣裤更换	重点：为病患更换衣服及裤子	
	3. 口腔清洁	重点：巴氏刷牙法清洁口腔	
	4. 头发清洁	重点：协助病患床上洗发	
	5. 身体清洁	重点：床上擦浴及会阴清洁	
（四） 排泄陪护	1. 排泄常规陪护	重点：便盆与尿壶的使用	4
	2. 排泄异常陪护	重点：排便异常的陪护 难点：更换造瘘口袋	
（五） 康复陪护	1. 一般康复陪护	重点：常用康复技术的实施	4
	2. 中医康复陪护	重点：常用中医适宜技术操作	
（六） 基础护理技术	1. 冷热应用	重点：物理降温的操作	4
	2. 健康体征观察与测量	重点：血压、脉搏、呼吸、体温、血糖的测量方法	
	3. 安全移动	重点：协助病患进行体位改变 难点：病患搬运方法	

续表

培训任务	学习单元	培训重点难点	参考学时
（七） 卫生防护	1. 环境设置与清洁消毒	重点：不同物品的消毒操作	2
	2. 传染病基本防护	重点：防护用品的穿脱	
	3. 床旁隔离	重点：床旁隔离的原则与操作	
（八） 异常情况应对	1. 应急救护	重点：急救止血、包扎、固定方法；心肺复苏术及海姆立克急救法	4
	2. 压力性损伤病患的陪护	重点：为病患翻身	
（九） 安全防护	1. 环境安全陪护	—	2
	2. 安全隐患与自我防护	—	
总学时			36

注：参考学时是培训机构开展的理论教学及实操教学的建议学时数，包括岗位实习、现场观摩、自学自练等环节的学时数。